EL IRIS DE TUS OJOS REVELA TU SALUD

MANUEL LEZAETA ACHARÁN

EL IRIS DE TUS OJOS REVELA TU SALUD

Autodiagnóstico por el iris

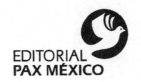

EDITORIAL
PAX MÉXICO

EL LIBRO MUERE CUANDO LO FOTOCOPIAN

Amigo lector:

La obra que usted tiene en sus manos es muy valiosa, pues el autor vertió en ella conocimientos, experiencia y años de trabajo. El editor ha procurado dar una presentación digna a su contenido y pone su empeño y recursos para difundirla ampliamente, por medio de su red de comercialización.

Cuando usted fotocopia este libro, o adquiere una copia "pirata", el autor y el editor dejan de percibir lo que les permite recuperar la inversión que han realizado, y ello fomenta el desaliento de la creación de nuevas obras.

La reproducción no autorizada de obras protegidas por el derecho de autor, además de ser un delito, daña la creatividad y limita la difusión de la cultura.

Si usted necesita un ejemplar del libro y no le es posible conseguirlo, le rogamos hacérnoslo saber. No dude en comunicarse con nosotros.

EDITORIAL PAX MÉXICO

EL IRIS DE TUS OJOS REVELA TU SALUD

© 1975 Editorial Pax México, Librería Carlos Cesarman, S.A.
Av. Cuauhtémoc 1430
Col. Santa Cruz Atoyac
México, D.F. 03310
Teléfono: 5605 7677
Fax: 5605 7600
editorialpax@editorialpax.com
www.editorialpax.com

Primera edición
ISBN 978-968-860-217-1
Reservados todos los derechos
Impreso en México / *Printed in Mexico*

Prólogo

El avance, que entre nosotros, cada día toma el fanatismo médico, estimulado por los crecientes intereses que prosperan a la sombra de la enfermedad, hace necesario ilustrar a las gentes sobre lo que a la salud se refiere.

La ignorancia del público en esta materia constituye el campo fértil en que prospera el charlatanismo pseudocientífico, y, a medida que éste avanza, retrocede la salud pública. Jamás será exponente de progreso de un pueblo el desarrollo y prosperidad de sus hospitales, asilos, casas de orates, policlínicas y demás establecimientos en que se albergue la miseria de la enfermedad y naufrague el vigor de la raza.

El estado de salud es el corriente y ordinario entre los irracionales que viven en libertad, porque su instinto los guía a someter sus actos a la Ley Natural; pero en el hombre el instinto está casi substituido por su razón o sentido común, y como desgraciadamente son muy pocas las personas que hacen uso de esa facultad divina, tenemos prácticamente desarmado al ser humano, que por esto vive en permanente enfermedad crónica.

Desde niño el hombre va a la escuela a aprender cosas diversas, pero no se le enseña a pensar por sí mismo, cuando esta enseñanza debiera ser la base de

7

toda instrucción, bastando ella sola para preparar al individuo a luchar con éxito en la vida.

Conocimiento sin lógica no es ciencia; de aquí que en medicina lo que no se puede explicar lógicamente, lejos de constituir una verdad científica, sólo es una trampa.

Para resolver el problema de la propia salud es menester, pues, pensar y discernir por sí mismo y no abandonarse en manos de extraños, sino en caso que se nos convenza de la lógica de los procedimientos que se nos aconsejan.

La verdadera ciencia no se usila en los laboratorios, ni se capta a través de los aparatos, ni se aprende en los libros y mucho menos en los cadáveres; ella vive y palpita en la Naturaleza y se adquiere por la propia observación de los fenómenos naturales y por la propia experiencia.

Sólo la razón, libre de prejuicios, lejos de los dogmas y en rebeldía con las llamadas autoridades, es capaz de hacer progresar las ciencias.

Interesantes y variados son, sin duda, los estudios de la Escuela de Medicina, pero ellos tienen por objeto la "enfermedad" y no la "salud". Además, aquí no se enseña a pensar con propio criterio al futuro médico, que más tarde se verá constantemente rodeado de tinieblas y sin más luces que los dogmas, teorías y prejuicios, condenados a fracasar a la cabeza del enfermo que con su vida pagará frecuentemente tanta "ciencia".

No olvidemos que para ser sabio no basta tener conocimientos sino comprender lo que se sabe.

Mientras el enfermo necesita se observen sus funciones orgánicas para establecer la causa del desarrollo funcional de su organismo, que constituye la enfermedad, el médico sólo ha aprendido a estudiar el cadáver e interpretar las conclusiones del laboratorio. Se comprende entonces que el paciente se conforme con morir prematuramente, pero con los "auxilios de la ciencia".

Si la observación personal del médico es substituida por la investigación a través del microscopio, Rayos X, y demás recursos de laboratorio, se anula el propio discernimiento y se somete a la razón a conclusiones ajenas al problema que se trata de dilucidar.

Los elementos de investigaciones hoy consagrados por la medicina facultativa, descubriendo sólo el efecto de una causa que continúa en el misterio, constituyen el error fundamental de la ciencia universitaria; de aquí que el monumento que se ha elevado con el nombre de Ciencias Médicas, en la práctica resulte un coloso con los pies de barro.

Felizmente, la Iridología viene en auxilio del hombre para disipar tanto error, permitiendo en forma sencilla establecer nuestra contextura orgánica, la naturaleza de nuestros males y el origen y proceso que sigue todo desarreglo orgánico, que es lo que constituye la enfermedad.

Enseñar, pues, estas verdades exactas como la fuente de que proceden, es el objeto de esta obra, que está escrita con sinceridad y sencillez e inspirada en el deseo de que cada cual investigue por sí mismo el estado y funcionamiento de la maravillosa máquina con que el Creador nos ha dotado para hacer el camino de la vida.

EL AUTOR

Primera Parte

GENERALIDADES

La Iridología y su descubrimiento

Iridología es la ciencia que tiene por objeto el estudio del iris de los ojos para descubrir en él las características de una persona.

Iridiagnosis es la ciencia que revela los desórdenes patológicos y funcionales del cuerpo humano, por medio de líneas y puntos anormales y descoloraciones del iris del ojo.

Mediante la Iridología es posible constatar la normalidad o anormalidad del organismo animal, estableciendo también la calidad de su sangre y de sus tejidos y el estado de cada uno de los órganos del cuerpo.

Siendo un muchacho, el que más tarde había de ser eminente doctor von Peczely, de Budapest, sobre esta ciencia hizo sus primeras observaciones con una avecita que le servía de entretenimiento.

Jugando un día en el jardín de su casa con un *mochuelo, el animalito se agarró bruscamente con* sus afiladas uñas a la mano del joven Peczely; éste, en un movimiento brusco de defensa, le rompió una

11

pata. El niño, que observaba sus ojos, luego advirtió en el limpio tejido de su iris, la aparición de una raya negra en la región media inferior del disco iridal del ojo correspondiente al lado del miembro herido. A medida que la herida iba curando, la disgregación del tejido del iris fue desapareciendo hasta perderse.

Cuando años más tarde el joven Peczely entró al campo de trabajo a que su vocación le había llevado, con gran ardor comenzó sus observaciones y pronto adquirió el convencimiento pleno de que en el iris de los ojos se reproducen, como en un espejo, las condiciones físicas del organismo.

Como fruto de su experimentación, el Doctor Peczely logró elaborar la primera clave completa del iris, indicadora de las alteraciones orgánicas que toda enfermedad supone.

Nils Liljequist trabajó toda su vida en el estudio de la Iridología, perfeccionando la clave de Peczely. A este hombre de ciencia se debe el descubrimiento de la diversa pigmentación del iris por obra de los venenos de procedencia medicamentosa, como el arsénico, mercurio, bromo, yodo, quinina, etc.

En Alemania, Austria y Suiza existen hoy hábiles diagnosticadores, como Hery, William, F. Harvard, Lindlahr, Kritzer, Lane, Huter y otros muchos que han adquirido notablemente celebridad por sus insuperables diagnósticos por la Iridología.

Fundamentos de la Iridología

La delicada membrana del iris está en conexión nerviosa, directa o indirectamente, con todo y cada parte de nuestro cuerpo.

El iris está en continua y constante actividad y no permanece indiferente a ninguna reacción nerviosa de nuestro organismo. Tan maravillosa es su sensibilidad, que el más ligero rayo de luz lo impresiona y contrae para impedir que la retina del ojo sufra bruscas alteraciones luminosas.

Naturalmente, la actividad del iris está en razón directa con la energía nerviosa de cada inidividuo, siendo manifestación de incapacidad o depresión de esta energía, cuando el iris reacciona con flojedad. Así, se explica que los venenos, que deprimen la vitalidad del sistema nervioso, se manifiesten por dilatación de la pupila, y ésta llegue a su máximo con la muerte.

La más leve emoción y hasta el más ligero rayo de luz, como decimos, hacen reaccionar el iris. Toda anormalidad orgánica, vale decir enfermedad, supone una reacción defensiva del organismo, en general y también local en el punto u órgano más afectado; se comprende entonces que el iris no permanezca indiferente a estas reacciones nerviosas, las que impresionan su tejido en forma pasajera, o estable, según sea el proceso de reacción orgánica.

El estado de salud tiene su manifestación en los ojos del individuo, donde el iris acusa brillantez, limpieza de su tejido y actividad de su membrana. En cambio, el estado de enfermedad es denunciado en los ojos por un iris más o menos sucio y opaco, con sus fibras alteradas en grado variable y más o menos manchado.

El rostro de una persona es exponente de su personalidad física y moral. Sus facciones, su expresión y, hasta sus colores, nos revelan en cada caso, normalidad orgánica y psíquica.

La forma de la nariz, la amplitud de la frente, la consistencia de las mandíbulas y hasta los detalles de las orejas de una persona, son indicadores de su carácter y de su idiosincrasia.

Algo parecido ocurre con las manos del hombre donde sus formas, las líneas de la palma, sus dedos y hasta sus uñas revelan contextura orgánica determinada, rasgos salientes de la personalidad del sujeto y hasta detalles de su estado fisiológico.

Pero, sin duda alguna, son los ojos del ser humano el punto céntrico de su personalidad completa. La bondad y la malicia en los ojos tienen expresiones indefinibles; la alegría y las penas se revelan en los ojos con inconfundible precisión; cólera, dolor, angustia, inquietud, desengaño y cuanto sentimiento conmueve el alma del hombre, en sus ojos se revela con expresiones propias.

Si se siente un golpe o impresión dolorosa en cualquier parte de nuestro cuerpo, instantáneamente ella repercute en la expresión de nuestros ojos, porque, como hemos dicho, estos órganos están en conexión directa o indirecta con todo y cada parte de nuestro cuerpo.

Siendo el iris el centro de la actividad del ojo no es extraño, pues, que él se impresione con las reacciones nerviosas que toda enfermedad supone.

Por qué la medicina facultativa desdeña la Iridología

La Iridología no ha sido incorporada a los estudios universitarios porque ella está en constante contradicción con las doctrinas, teorías, métodos y procedimientos curativos de la medicina facultativa.

Si las enfermedades son atribuidas a la infección microbiana, de nada sirven las revelaciones del iris que no acusa su presencia en las anormalidades orgánicas que constituyen la enfermedad.

La clasificación de las enfermedades, que la medicina oficial se empeña en presentar como males diversos, también está desmentida por el iris que, en todo proceso morboso, sólo revela mayor o menor impurificación orgánica, inseparablemente acompañada de inflamación y congestión variable del tubo digestivo y del órgano o región enferma. Las enfermedades localizadas suponen, pues, un proceso inflamatorio en ese punto y además en el intestino donde se originan.

En cambio, el iris es el acusador implacable de los errores de la medicina que, introduciendo en el cuerpo humano drogas tóxicas y, lesionando sus tejidos con la cirugía, denuncia la presencia de peligrosas substancias extrañas y de lesiones irreparables.

Los medicamentos que no alcanzan a ser expulsados por los riñones, pulmones, piel e intestinos, se presentan en el iris como materias extrañas a los tejidos del cuerpo vivo, dificultando los procesos vitales, deprimiendo la vida de las células y obstruyendo la libre circulación de la sangre y de los fluidos fisiológicos, como lo veremos más adelante.

También las intervenciones quirúrgicas son reveladas por el iris como una anormalidad, por destrucción de tejidos o supresión de órganos, cuya existencia es siempre indispensable para mantener el armónico funcionamiento de la máquina humana, vale decir la salud del organismo.

El sabio concepto de Hipócrates "no hay enfermedades, sólo hay enfermos", está corroborado por el iris, donde se comprueba que toda enfermedad es general y no local y siempre se origina y mantiene por desarreglos digestivos. El primer signo de desarreglo orgánico, cualquiera que sea el nombre con que se designe, siempre se descubre por irritación y congestión variable del estómago e intestinos.

Del estómago la inflamación, característica de todo proceso morboso, se va propagando al resto del cuerpo, como se demuestra más adelante, dando origen a las diversas manifestaciones de anormalidad orgánica, que reconocen una sola causa: siempre trastornos digestivos.

Mientras la medicina facultativa se empeña en descubrir enfermedades distintas, el iris sólo acusa desarreglos digestivos como origen y punto de apoyo de todo proceso morboso; de aquí que no exista enfermo con buena digestión ni persona sana con mala digestión.

¿Cómo aceptar que la sífilis, atribuida al espiroqueta, sea sólo una impurificación mayor o menor de la sangre, efecto de crónicos y graves desarreglos de la digestión, como lo revela el iris?

Si la tuberculosis es atribuida al bacilo de Koch, ¿cómo pueden aceptarse las revelaciones del iris, que en estos enfermos presenta lesionados o inflamados los pulmones por efecto de las materias tóxicas provenientes de las putrefacciones intestinales?

¿Cómo admitir las conclusiones de la Iridología cuando las drogas e inyecciones, que se suponen salvadoras, aparecen en el iris como nueva impurificación de la sangre y tejidos orgánicos?

Clave iridológica

Cada ojo refleja la mitad del cuerpo: así vemos que el área del corazón y del brazo se hallan en el iris del ojo izquierdo, mientras que la zona correspondiente al hígado hay que buscarla en el ojo derecho. Los órganos pares aparecen ubicados en uno de cada iris, los órganos únicos quedan divididos por el plano vertical que pasa por el eje de la nariz y espina dorsal, apareciendo representados por mitad en el correspondiente iris de cada ojo: es lo que sucede con la columna vertebral, nariz, boca, lengua, tráquea, esófago, órganos genitales y urinarios.

Como lo demuestran las figuras 1 y 2, al centro del iris de cada ojo, rodeando la pupila y formando

Iris Derecho

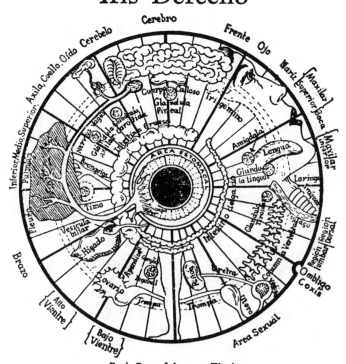

Prof. Peter Johannes Thiel

Figura 1

su borde, tenemos el sistema nervioso de la vida vege-
tativa, *gran simpático.*

El área del estómago se ubica directamente alrededor de este anillo nervioso, *eje de la vida,* y rodeando la zona estomacal, se presenta el área del intestino
grueso o intestino delgado.

Alrededor de la zona digestiva tenemos aún la correspondiente a los sistemas neuro-glandular y circu-
latorio.

Iris Izquierdo

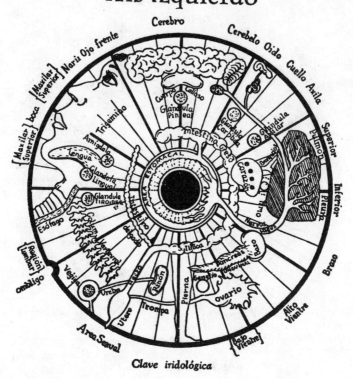

Clave iridológica

Figura 2

La sabia Naturaleza nos revela en el iris el orden de importancia de las funciones orgánicas y, al situar en el centro del disco iridal las correspondientes al proceso digestivo, nos enseña que *el estómago es la oficina donde se fragua la salud y la vida*, como genialmente lo expresó Cervantes.

Todos los demás órganos del cuerpo humano ocupan una situación de dependencia respecto del aparato digestivo y aparecen en el iris ubicados en forma radial a su alrededor, hasta llegar al borde externo del disco iridal, que es la zona en que se refleja la piel.

Como se ve gráficamente, el proceso vital se fundamenta en las funciones nerviosas y digestiva y, no olvidemos que los mismos nervios son nutridos por la sangre, que es un producto de la digestión.

A pesar de la unidad de nuestro organismo, la división de éste en dos mitades, explica la existencia de personas que poseen un lado de su cuerpo más fuerte que el otro; ocurriendo también que las enfermedades afectan más fácilmente al lado derecho de un individuo, mientras en otros es el lado izquierdo el más propenso a enfermarse.

Es frecuente descubrir en una misma persona que mientras el iris de uno de sus ojos aparece próximo a la normalidad, el otro revela alteraciones más o menos pronunciadas.

Aunque más raro, también suele observarse diferente color en el iris de un ojo que en el otro, lo que se explica por degeneración más pronunciada en la constitución orgánica de un lado.

La ubicación de las diferentes áreas en el iris no es un hecho casual o caprichoso, sino absolutamente real. La sabia Naturaleza ha querido que a través del cristal transparente del iris podamos apreciar la reproducción fiel del interior de nuestro cuerpo y anotar las acusaciones contra nuestros actos violatorios de las leyes naturales.

Al lado de este maravilloso espejo ¡qué deleznables y expuestos a errores resultan los medios artificiales de investigación a través de los aparatos, como los famosos Rayos X que tan generosamente paga el público!

Contextura orgánica demostrada por el iris

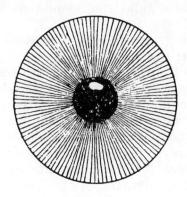

Figura 3

Iris de 1ª clase. (Fig. núm. 3.) Este iris, que demuestra *buena constitución orgánica,* es de color azul o castaño claro· Las fibras son compactas, firmes y uniformes, sin manchas ni imperfecciones en la trama del tejido iridal. Solamente con el auxilio de un lente pueden descubrirse en este iris, unas líneas blanquecinas muy finas.

Este iris suele encontrarse en niños nacidos de padres muy sanos, entre montañeses o pescadores, que llevan una vida muy ordenada, a plena naturaleza.

Las personas que tienen la suerte de haber heredado un iris de esta categoría, deben considerarse depositarios de un tesoro que pertenece a sus descendientes y de cuya administración son responsables.

Individuos que derrochan su vitalidad en los vicios y que alcanzan avanzada edad, es porque son herederos de una constitución orgánica excepcional que no han sabido cuidar en beneficio de sus hijos, que serán víctimas de los errores de sus padres.

Las personas que poseen esta clase de iris están destinadas a gozar de completa salud durante una

edad prolongada hasta los 100 o más años, siempre
que lleven una vida ordenada en armonía con la Ley
Natural.

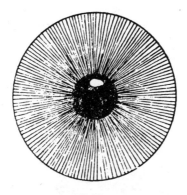

Figura 4

Iris de 2ª clase. (Figura Nº 4.) Este iris, que es el
corriente entre las personas que gozan de salud, de-
nota constitución más que regular. Su color azul o
castaño claro, se presenta comúnmente algo mezclado. En la contextura del tejido iridial se perciben pe-
queños defectos.

Los individuos que poseen este iris gozan de buena
salud, aunque suelen sufrir algunas pasajeras crisis
inflamatorias agudas, como catarros, diarreas, fiebres,
que denuncian procesos de purificación orgánica, mediante los cuales sus cuerpos se descargan de impurezas, siempre que estas crisis curativas sean favorecidas con eliminaciones generales y no sofocadas con
medicamentos.

Mediante una vida ardenada, estas personas pueden alcanzar edades superiores a los 80 años.

Iris de 3ª clase. (Fig. Nº 5.) Su color azul o castaño
mezclado, es más obscuro e impuro.

Este iris denuncia constitución mediana con impurificación orgánica, presentando corona simpática anillos nerviosos y a veces el rosario linfático. Las fibras del tejido iridal son más o menos defectuosas y denuncian inflamaciones y hasta destrucciones; generalmente hay manchas que denuncian acumulaciones de impurezas provenientes de desarreglos de la nutrición y deficientes eliminaciones de la piel, riñones e intestinos.

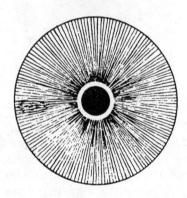

Figura 5

En las ciudades es el iris que más abunda y las personas que lo poseen son propensas a resfriados y quebrantos diversos en su salud, siempre amenazada por crisis, mediante las cuales la naturaleza procura descargar parte de las impurezas que saturan su organismo.

Aun cuando estos individuos a cada cambio de estación están expuestos a peligrosas crisis curativas, si éstas son adecuadamente favorecidas con transpiraciones, diarreas y romadizos bien cuidados y no sofocados con medicamentos, pueden ir mejorando la calidad de la sangre y normalizando las funciones orgánicas.

Una vida con nutrición a base de frutas, semillas de árboles y ensaladas, aire puro a toda hora y ejercicios moderados al aire libre, puede permitir, a las personas que poseen pobre constitución orgánica, llegar a edades tanto o más avanzadas que, si dotadas de una buena constitución, no la cuidasen mediante una vida ordenada.

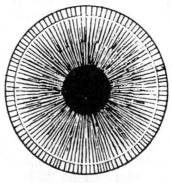

Figura 6

Iris de 4ª clase. (Fig. Nº 6.) Este iris es semejante al anterior en su color e impureza, pero denuncia constitución más pobre. Las fibras del tejido iridal son desordenadas, con aberturas, entre las que se descubren sombras y manchas negras, que denuncian procesos inflamatorios crónicos y destructivos.

Los niños que nacen con este iris están condenados a crisis graves de las que escapan los menos. De aquí que en los adultos no sea muy frecuente este iris.

Sin embargo, sometidos estos niños a severas normas de vida natural, con alimentación exclusiva de frutas y semillas de árboles, vida a plena naturaleza, con la menor ropa posible y transpiraciones al sol, puede obtenerse su regeneración, la que jamás se conseguirá con tónicos, medicamentos o aceite de bacalao.

Iris de esta clase en los niños son acusadores de errores de vida de los padres que han vivido en abierta transgresión de los preceptos de la Ley Natural.

Signos iridológicos

En las anomalías del iris, la medicina facultativa sólo ve un desarreglo local, ignorando la conexión nerviosa de éste con todo el organismo.

Las enfermedades que, como sabemos, siempre suponen variable impurificación de la sangre y de los tejidos en general, con inflamación de éstos, en zonas u órganos determinados, se graban en el iris denunciando estas mismas características.

Todo proceso morboso es revelado por el iris con una alteración general en su color y limpieza, acompañado además de alteraciones locales más acentuadas en una zona determinada de él.

Así, el iris confirma nuestro concepto sobre enfermedad: no hay enfermedades locales que signifiquen sólo una alteración parcial del organismo sino que todo proceso morboso localizado, en grado variable, afecta todo nuestro cuerpo.

Los signos iridológicos, que denuncian la localización del desarreglo orgánico, siempre general como acabamos de ver, acusan en punto determinado, irritaciones, inflamaciones, congestiones o destrucciones, según que el proceso morboso esté en su período inicial o agudo, crónico o destructivo.

Conviene insistir en este punto. En toda alteración de la salud, el iris acusa dos aspectos: uno general, con impurificación mayor o menor y otro local, con inflamación de la zona del iris correspondiente al órgano o región del cuerpo más afectada.

A lo expuesto hay que agregar que jamás se descubre en el iris una anormalidad de origen morboso, sin que aparezca previamente afectada también la zona correspondiente al estómago e intestinos, confirmándose así que no existe enfermo con buena digestión, ni persona sana con mala digestión.

Los signos iridológicos se presentan como manchas, descoloraciones, esponjamiento del tejido iridal, disgregaciones de sus fibras, canaletas y, por fin, destrucción de puntos o zonas del iris.

El *color* del iris ha variado como consecuencia del estado de enfermedad crónica en que vive la humanidad. Los colores primitivos son el azul y el castaño claro; como degeneración de éstos, vienen los colores verde, castaño amarillento u obscuro, hasta llegar al casi negro que, por lo general, denuncia impurificación profunda del organismo.

Es corriente encontrar iris con colores combinados, más claro hacia la periferia del disco iridal y más amarillento u obscuro, alrededor de la pupila. Estos iris, por lo general, denuncian desequilibrio en las temperaturas del cuerpo, con inflamaciones y congestiones generalizadas al tubo digestivo y anemia de la piel y extremidades: estos estados son muy acentuados cuando se distingue una nebulosa en el borde exterior del iris.

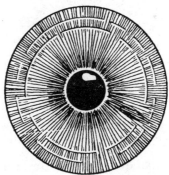

Figura 7. Oja derecho con manchas que denuncian impurezas acumuladas en el hígado y riñón, como efecto de desarreglos digestivos.

Las *manchas* del iris denuncian acumulaciones de substancias extrañas en una región del cuerpo y pueden variar desde el color blanquecino hasta el obscuro que es como se revela la presencia de algunos medicamentos de que hablaremos más adelante.

Las *decoloraciones* en una zona o punto del iris generalmente denuncian anemia, pero pueden también ser el resultado de degeneraciones debidas a medicamentos.

El *esponjamiento* del tejido iridal en forma palpable, revela inflamación de los tejidos del órgano correspondiente y nos confirma nuestro concepto de enfermedad local: siempre un proceso inflamatorio y congestivo agudo, crónico o de carácter destructivo.

La *disgregación* de las fibras del iris nos revela la tendencia destructiva de un proceso inflamatorio y, en un grado variable, es de pronóstico más grave. Si la disgregación es no sólo a lo largo de las fibras sino que las corta, podemos estar seguros del carácter destructivo que ha tomado el proceso inflamatorio.

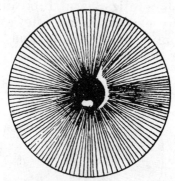

Figura 8. Esponjamiento de los tejidos del estómago que revela graves desarreglos digestivos, por fiebre gastro intestinal.

Las *canaletas*, que suelen descubrirse en el iris de algunos enfermos, siempre arrancan de la zona digestiva y nos denuncian el camino que han tomado las materias gaseosas, de naturaleza tóxica, desprendidas de fermentaciones pútridas de intestinos afiebrados, que aparecen también gravemente inflamadas, en la correspondiente zona del iris.

Naturalmente, la región atravesada por estas canaletas, sufre las consecuencias propias de todo proceso inflamativo de la vitalidad de los tejidos afectados, pues inflamación significa congestión, y ésta supone encharcamiento sanguíneo, que desnutre e intoxica a las células, las que así enferman y mueren.

Los *anillos nerviosos*, que son círculos concéntricos en el iris, demuestran debilitamiento de este sistema por intoxicación intestinal, presentándose siempre en compañía de procesos inflamatorios de la zona digestiva, como se ve en la figura 9.

En las fiebres se presenta un iris con más brillo, denunciando actividad orgánica, y nubes claras que poco a poco desaparecen con el tratamiento natural, el que favorece la expulsión de las materias orgánicas que estaban fermentando.

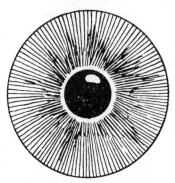

Figura 9. Canaletas que demuestran cómo los desarreglos digestivos crónicos han comprometido las partes del organismo por ellos atravesados.

Cuando los procesos agudos son paralizados por la acción deprimente de las drogas, vacunas, sueros e inyecciones, entonces se observa en el iris que las nubecillas se solidifican, apareciendo en su tejido los dibujos característicos de procesos inflamatorios que tienden a acentuarse hasta degenerar en úlceras o tumores.

Así el iris nos denuncia cómo una enfermedad aguda, que bien secundada en su tendencia curativa es un proceso de purificación orgánica, sofocada en sus síntomas, con medicamentos u operaciones quirúrgicas, degenera en procesos crónicos que muchas veces terminan con lesiones o males incurables. Naturalmente, con las drogas el enfermo vio desaparecer sus síntomas morbosos y erróneamente ha creído constatar el triunfo del facultativo, pero a plazo más o menos breve se verá obligado a buscar sus flacos servicios, muchas veces cuando el mal ya no puede curarse. Pero si el enfermo ha muerto de *otra enfermedad*, ¿qué cargo puede hacerse al facultativo?

Presentamos al lector un resumen de los signos que permiten establecer un sencillo diagnóstico por el iris

Alrededor de la pupila: — Significa:

Recargo de color café o amarillento — Mala digestión y fiebre crónica tubo digestivo.
Gran círculo definido — Comilones, no mastican.
Colorido bien amarillo — Quinina.
Anillo angosto blanquizco — Opio.
Borde pupilar irregular — Alteraciones gran simpático por intoxicaciones intestinales o medicamentosas.

Área del intestino:
Colorido claro — Diarrea aguda.
Opacidades, muchas rayas a lo largo — Estiptiquez.
Cuanto más marcada y más extensa la mancha — Tanto peor la digestión.
Triángulos con puntos opacos — Lombrices.

Área del estómago: — *Significa:*

Señales de inflamación blanquizcas — Tumor al estómago.

Puntos obscuros sobre fondo más claro .... — Úlcera al estómago.

Muchas rayas negras .... — Estómago débil por congestión crónica.

Hilo fino amarillento alrededor .... — Estricnina.

Hoyitos o anillos de mayor o menor tamaño alrededor .... — Degeneración congénita.

Con tejido iridal esponjoso .... — Fiebre interna, carne gallina a la piel, y pies helados.

Área de la piel:

Anillo lechoso ancho cerrado .... — Vejez o degeneración senil.

Anillo café obscuro .... — Anemia, palidez.

Anillo ancho obscuro en ambos lados .... — Psora congénita.

Señales triangulares o cuadradas rodeadas de líneas en zig-zag .... — Escrófulas congénitas.

Cuanto más opuesto su color con el de la zona digestiva .... — Tanto más anémica la piel.

Bien marcada .... — Erupciones suprimidas.

Obscura en extremo .... — Muchos sudores artificiales por drogas.

Rayas radiales de la pupila hacia arriba:

Marcadas finas y blancas .... — Morfina.

Pupilas:

De distintos tamaños .... — Afección grave espina dorsal.

Que se agrandan y se achican sin motivo .... — Acido úrico.

Muy grandes .... — Lombrices.

Círculos:

Blancos (por secciones) .... — Calcinación.

Nerviosos o espasmódicos .... — Irritación nervios, calambres, dolores.

Nerviosos que alcanzan el área del cerebro .... — Fuertes emociones sexuales, histeria, vértigos.

Círculos	Significa:
Cerrados	Crisis nerviosa.
Rojizos	Medicamentos yodurados.

Manchas:

Rojizas	Yodo inorgánico.
Café hasta negras poco limitdas	Psora adquirida.
Triangulares u ovaladas blancas con bordes dobles y muchos puntos	Heridas graves.
Negra ovalada en forma de pera (en general las manchas denuncian materias extrañas).	Puñalada.

Decoloraciones:

Color moho	Envenenamiento por fierro.
Color amarillo	„ „ azufre.
Color plomizo	„ „ plomo.
Blanquizcas	„ „ salicilato.
Amarillentas claras	„ „ antipirina.
De color rosado claro que se pierden hacia arriba	„ „ bromuro.

Área del esófago:

Líneas longitudinales finas y cortadas	Hábito de ingerir comidas demasiado calientes.

Coronas:

Blanquizcas	Envenenamiento por arsénico.

Áera del corazón:

Señales color café amarillentas	Envenenamiento por nicotina.
Blancas que al sanar desaparecen ..	Inflamaciones ligeras.
Blancas, más tarde más obscuras ..	Envenenamiento de la sangre.
Más claras que el color del iris	Enfermedad aguda o crisis que termina.

Señales:

Bien negras con borde blanco cuando han curado	Golpes, fracturas, etc.
Anillos cortados	Lesiones orgánicas.

Área del cerebro:	*Significa:*
Líneas o surcos radiadas	Dolores de cabeza crónicos.
Nubecillas borde superior	Desvanecimientos, vahídos, pérdida de memoria.

Iris arriba más obscuro que abajo: Pies fríos, varices, almorranas.

Iris arriba más claro que abajo: Histeria.

Los procesos destructivos como gangrena, cáncer y tuberculosis, se manifiestan por destrucciones del tejido iridial, apareciendo cortadas e interrumpidas sus fibras.

Cuando un signo iridológico se extiende hasta la pupila, entonces revela mayor gravedad.

El diagnóstico a través de los aparatos y sus conclusiones

Cuando un enfermo, buscando curación a sus males, recurre al facultativo, éste, por lo general, se encuentra ante un problema impenetrable, pues sus estudios de la Universidad, repletándolo de variados conocimientos dogmáticos han esclavizado su razón que se incapacita para elevarse a la investigación propia, libre de prejuicios, y mantienen su inteligencia aprisionada por el respeto a las autoridades científicas.

En su impotencia para investigar y pensar por sí mismo, desconfiando de todo lo que en él se aparta de la ciencia adquirida en la Escuela, el facultativo se ve obligado a recurrir al propio enfermo para que éste lo saque de las tinieblas que le impiden ver claro.

El paciente entonces es sometido a un interrogatorio tan minucioso, y a veces tan indiscreto, que sólo puede compararse con el practicado por un juez en la investigación de un crimen.

Pero, lo más corriente es que el médico evite toda pérdida de tiempo en la consulta de sus clientes y abrevie la entrevista, enviando al interesado al laboratorio para que ahí le tomen la presión arterial y examinen su sangre, orina, jugo gástrico, esputos, excrementos, etc· Esto, en el mejor de los casos, porque para hacer un diagnóstico verdaderamente científico, cada día se cree más necesario sacar fotografías con los rayos X y aun realizar la extracción del líquido céfalo-raquídeo para su examen microscópico que ha de resultar, sino de utilidad, a lo menos interesante para complicar el caso.

El bello sexo es víctima de todo esto y, además, del examen minucioso de sus órganos sexuales, donde el facultativo cree, generalmente, encontrar la explicación de muchas cosas interesantes, se entiende, relacionadas con la salud.

Ni el termómetro, aplicado en la forma que se conoce, es capaz de darnos la verdadera temperatura del cuerpo, como se verá más adelante.

Menos mal que el público se somete de buen grado a tan complicados y también onerosos procedimientos para saber la causa y naturaleza de sus males; pero lo sensible es que por los referidos medios no se llegará jamás a penetrar el origen de los desarreglos orgánicos del enfermo, lo que equivale a decir que, por lo común, éste tampoco encontrará el medio de verse libre de ellos.

Los medios de investigación a través de los aparatos, jamás permitirán al médico establecer el origen del desarreglo orgánico, que toda enfermedad supone, pues con estos procedimientos sólo se constatan efectos de una causa que queda en el misterio.

En cambio, la iridología, según mi Doctrina, mediante la observación y estudio del iris de los ojos de una persona, puede establecer, precisa y seguramente, no sólo el estado de salud o la afección localizada, sino la constitución orgánica y las predisposiciones morbosas de una persona.

El iris no revela la contextura heredada, la normalidad o anormalidad orgánica y el pronóstico favorable o desfavorable de cualquier caso, sin necesidad de oír confidencias del interesado ni menos de someter a preguntas indiscretas. El enfermo no sabe lo que tiene y muchas veces lo que toma como enfermedad, como cosa mala y perjudicial es lo que se presenta como defensa orgánica que, lejos de sofocarse, es preciso activar, para obtener la curación. Es así, como los flujos vaginales o uretrales no los denuncia el iris como cosa mala.

Para corroborar lo anterior vamos a ver algo de lo que frecuentemente ocurre en la práctica.

El examen de orina de una persona, repetidamente, demuestra la existencia de azúcar en la eliminación renal. Ante este síntoma el facultativo diagnostica diabetes azucarada y al enfermo se le prohíbe ingerir alimentos que contienen esta substancia, prescribiendo también drogas o inyecciones que eviten la eliminación del azúcar, elemento éste tan necesario a la nutrición orgánica.

Examinando el iris de este sujeto, se observa un estado inflamatorio crónico y grave de la zona correspondiente a su estómago e intestinos. Generalmente de esta región se despenden inflamaciones del tejido iridal que comprometen las zonas que corresponden al hígado, riñones y páncreas. Además, ha desaparecido la pureza del brillo normal del iris, apareciendo como nebulosa tenue la impurificación de los humores circulantes; y, en estado avanzado, aparece el color uniforme sucio, reflejo de la degeneración total del organismo.

Estos signos iridológicos nos dan la explicación de la naturaleza del desarreglo orgánico que caracteriza al diabético, como vamos a ver.

El estado inflamatorio, crónico y grave, del estómago e intestinos, en este caso alterando la temperatura normal, degenera la digestión en fermentaciones ácidas, que, recargando el trabajo del hígado y páncreas, irrita, congestiona y degenera a estos órganos.

Como el azúcar es un producto que, mal digerido favorece la producción de ácidos malsanos, las defensas orgánicas lo expulsan del cuerpo, para evitar el aumento de la acidosis de la sangre, característica del diabético. El mal que hay que remediar no es, pues, evitar la eliminación del azúcar sino que debe procurarse su aprovechamiento mediante una buena digestión, que se fundamenta en el equilibrio de las temperaturas del cuerpo.

Vemos, pues, que el origen y naturaleza del mal que se clasifica con el nombre de *diabetes*, no es sino una manifestación especial, generalmente, determinada por predisposición hereditaria, de graves y prolongados desarreglos digestivos.

La Iridología, descubriendo en el tubo digestivo el origen de los desarreglos orgánicos que sufre el diabético, lleva al médico a buscar en el restablecimiento de la digestión normal la curación de la diabetes. En cambio el Laboratorio, acusando como la enfermedad misma, la presencia de azúcar en la orina del diabético, pretende curar el mal suprimiendo la eliminación de esta substancia, con lo que se contraría la obra defensiva de la naturaleza, y el organismo se ve obligado a retener una substancia que no puede aprovechar y que le perjudica.

Se comprende, entonces, que la diabetes sea una enfermedad incurable para la medicina facultativa.

Otro caso. Una dama recurre al facultativo para que la libre de la pérdida de humores corrompidos que expulsa su vagina. Lavados astringentes consiguen paralizar el flujo que, mediante nuevos esfuerzos de la naturaleza, reaparece periódicamente, eternizando la curación (?).

La enferma, que con este tratamiento, sin deshacerse de su achaque, se siente peor en su estado general, recurre al médico que cura con la medicina natural; éste, observando el iris descubre un estreñimiento crónico y comprueba que la falta de eliminación intestinal obliga al organismo a descargar sus impurezas por los órganos genito-urinarios. Sin contrariar la sabia obra de la Naturaleza, el tratamiento natural se dirige entonces a normalizar la digestión, obteniendo lo cual desaparece definitivamente el flujo vaginal, ganando la enferma en salud completa.

Con lo expuesto, basta para darse cuenta que para penetrar los secretos de las funciones y estado del cuerpo humano, el estudio y observación del iris de los ojos es el camino más lógico, expedito y seguro; en cambio, buscar en los aparatos las luces necesarias para formar criterio médico, es tan absurdo como fundamentar la ciencia de la salud en el minucioso estudio del cadáver humano, donde termina toda observación útil para la vida.

Se comprende, entonces, la importancia fundamental que en medicina tiene la investigación de la causa de todo desarreglo orgánico, vale decir enfermedad, pues el diagnóstico determina el tratamiento. Atribuida la enfermedad a la obra diabólica y misteriosa del microbio, la medicina facultativa se ha convertido en el arte de cazar microbios en el cuerpo humano, para lo cual introduce en la sangre de éste, toda clase de drogas, sueros, vacunas, inyecciones, que, sin exterminar el bacilo, matan la vida del organismo.

Cómo se hace el examen del iris

Guiada por mi Doctrina del Desequilibrio Térmico del Cuerpo, cualquier persona podría establecer, por los ojos, las necesidades que precisa satisfacer un enfermo.

Para la inspección del iris debe procurarse que haya buena luz de día, que alumbre indirectamente el ojo, el que no puede soportar la luz fuerte en forma directa. También se puede examinar con luz artificial.

Para aumentar, se emplea una lente o lupa.

Conviene pasar a un papel un dibujo del iris para así dar un juicio más detenido y exacto.

El mismo interesado puede examinar su iris con el auxilio de un espejo.

Segunda Parte

MI DOCTRINA Y SU COMPROBACIÓN POR EL IRIS

La salud es el resultado del funcionamiento normal de la máquina humana, y toda enfermedad supone un desarreglo funcional por desequilibrio de las temperaturas del cuerpo

La Medicina Facultativa atribuye a la infección microbiana el origen de toda enfermedad.

Cuando la presencia del bacilo no se consta, se dice entonces que aún no se ha descubierto el microbio específico de la enfermedad correspondiente, o que ella es el resultado de otro mal, atribuyendo de ordinario a la sífilis la paternidad de trastornos orgánicos que no tienen una lógica explicación con la teoría de las infecciones.

La Medicina Natural, con Hipócrates, Priessnitz, Kneipp, Kuhne, Rikli, Just, etc·, descubre en las impurezas acumuladas en la sangre y tejidos del cuerpo enfermo, la causa de todo desarreglo orgánico, que es lo que verdaderamente constituye la enfermedad.

De acuerdo con las experiencias de estos geniales intuitivos, reconozco también la acción que en todo proceso morboso desempeñan las substancias orgánicas muertas que, introducidas en nuestro cuerpo por nutrición inadecuada y no incorporadas a su economía, quedan en nuestro organismo como materias extrañas a su sangre y a sus tejidos, dificultando o alterando los procesos vitales, desarmonía característica de toda enfermedad.

Fundado en la observación y estudio del iris de los ojos de más de 20 mil enfermos, por mi parte puedo asegurar que *el origen preciso de toda alteración funcional del organismo humano, vale decir, de toda enfermedad, siempre está en un desequilibrio térmico.*

En efecto, el estado de enfermo, cualquiera que sea la intensidad del mal y el nombre con que lo clasifique la medicina facultativa, reconoce siempre un desequilibrio de las temperaturas del cuerpo afectado, con calor variable, en todo caso, más intenso en su interior que en su superficie.

No hay enfermedades diversas, sino que sólo existen distintas manifestaciones del mal funcionamiento de la máquina humana por *desequilibrio de sus temperaturas exterior e interior.*

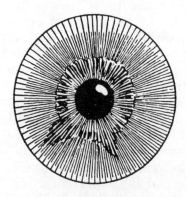

Figura 10

Nuestro cuerpo posee dos envolturas: la externa, llamada piel, y la interna, conocida con el nombre de mucosa.

La piel nos aisla del ambiente exterior y las mucosas recubren las cavidades internas de nuestro organismo.

En el iris aparecen representadas estas envolturas por los bordes que indican la figura: la piel ocupa el borde exterior del disco iridal y las mucosas están alrededor de la pupila.

Todo el proceso vital descansa en dos funciones fundamentales: *nutrición y eliminación.*

La normalidad de estas funciones constituye el estado de salud. En todo enfermo, cualquiera que sea el nombre de su mal, en grado variable siempre están alteradas la nutrición y la eliminación.

Para que se desempeñen normalmente estas funciones essenciales de la vida, es menester que en el organismo humano exista una temperatura uniforme de 37 grados centígrados.

Existiendo esta temperatura sobre la piel y en las mucosas intestinales, tendremos el perfecto funcionamiento de nuestro organismo, lo que equivale a disfrutar de salud completa.

A medida que se enfrían la piel y extremidades de nuestro cuerpo, aumenta su calor interno, con congestión de las mucosas del intestino y órganos del interior del vientre.

La sensación de frío, tan general en los enfermos en grado variable, siempre supone fiebre interna.

Cuando al interior de nuestro cuerpo sube la fiebre y, junto con enfriarse la piel y extremidades, aumenta la congestión de los órganos del interior del pecho y vientre, entonces se presentan los escalofríos precursores de la crisis aguda, anuncio elocuente del desequilibrio térmico.

En el moribundo el desequilibrio térmico llega al

máximo, pues mientras el frío se apodera de su piel y extremidades, la fiebre lo consume por dentro.

Cualquiera que sea, pues, el nombre con que se designe una dolencia, ésta supone siempre un desequilibrio térmico, más acentuado mientras más descienda de los 37 grados la temperatura de la piel.

Un enfermo con temperatura de 35 grados bajo el brazo, puede consumirse por la fiebre interna de 40 a 41 grados, la que se constata por el pulso y la observación del iris de sus ojos.

Así se explica que las crisis sin fiebre exterior sean más peligrosas y con frecuencia de fatales resultados.

El resfriado no es otra cosa que un brusco desequilibrio térmico; a la sensación del frío exterior siempre se une la fiebre del vientre, la que será mayor mientras mayor sea también el enfriamiento de la piel y extremidades.

No existe enfermo sin fiebre y, cuando ella no es denunciada por el termómetro, aplicado bajo el brazo, se puede asegurar que la fiebre está concentrada al interior del vientre, como lo revela la Iridología, poniendo de manifiesto la inflamación interna.

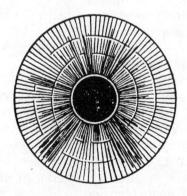

Figura 11

En la figura 11 se comprueba lo dicho. En ella se ve congestionada el área interna, prueba segura del alza de la temperatura interior con desarreglos digestivos variables.

El pulso también confirma, siempre que no haya intoxicación, las variaciones de la temperatura del cuerpo humano y corrobora las manifestaciones del iris.

Existe una equivalencia estable entre los latidos del corazón y la temperatura de nuestro organismo. A 37 grados centígrados, con actividad normal, el corazón humano en un adulto tiene 70 pulsaciones por minuto.

A medida que aumenta la temperatura interna de nuestro cuerpo, los latidos del corazón se hacen más frecuentes, aumentando también su número por minuto. Así, 80 pulsaciones en un adulto cuyo organismo no está estimulado por alguna impresión moral o ejercicio físico, denuncia una temperatura superior a la de 37 grados al interior de su cuerpo. En este mismo sujeto, 90 pulsaciones acusan fiebre alrededor de 39 grados; 100 pulsaciones nos indican que la temperatura interna se acerca a los 40 grados; y si suben los pulsaciones es indicio seguro de que la fiebre se ha elevado también, aun cuando no lo compruebe el termómetro aplicándolo bajo el brazo.

Frente, pues, a la teoría de la infección microbiana como causa de las enfermedades, opongo mi concepto de *desarreglo funcional del organismo, por desequilibrio de sus temperaturas* como origen y punto de apoyo de todas las dolencias del hombre.

Proceso común en toda enfermedad

Ante todo es preciso dejar establecido, que no existen enfermedades hereditarias. Los padres transmiten a sus hijos la calidad de su sangre y la contextura de su organismo, pero no una enfermedad o dolencia determinada.

Si las enfermedades se heredasen, es decir, si los hijos nacieran con los desarreglos funcionales que arruinaron la vida de sus padres o vinieran al mundo con análogas lesiones orgánicas o las de sus progenitores, la especie humana ya hubiera desaparecido de la faz de la tierra.

He examinado el iris de criaturas de pocos días, cuyo padre o madre yace en el lecho del moribundo, víctima del cáncer, la diabetes o la tuberculosis y, a pesar de descubrirse en ellos, una gran impurificación o una pobre contextura orgánica, no he encontrado lesiones determinadas en estos iris.

La sabia Naturaleza, dotando al recién nacido de órganos digestivos normales, procura la conservación de la especie, permitiendo la regeneración del individuo enfermo, sin más condición que seguir una vida sometida a sus leyes inmutables, a base de nutrición adecuada.

Tan fundamental es la nutrición intestinal que, desde la primera época de la vida, ella determina el estado de salud del hombre. La falta de leche materna, único alimento natural del niño hasta que tiene dientes, es causa de todos los males que sufre en su salud el hombre, como lo revela la Iridología. A los pocos meses de alimentarse la criatura con mamaderas de leche de vaca, de harinas o de alimentos de fábrica, aparece en la zona digestiva del iris un estado inflamatorio que es fuente de todos los males que el niño sufre.

Sin considerar la ley de la herencia, que a algunos favorece con una contextura privilegiada de sus órganos digestivos, mientras a otros transmite una debilidad, más o menos acentuada de su estómago e intestinos, tenemos que el desequilibrio térmico del cuerpo humano, origen de todo desarreglo orgánico, es decir, de toda enfermedad, no nace con el hombre sino que se desarrolla por efecto de sus errores en la alimentación.

Desde que el niño deja el pecho de su madre, empieza a ingerir alimentos innaturales, que exigen anormal esfuerzo digestivo. Mientras más inadecuado sea el alimento, mayor será también el trabajo de las mucosas del estómago e intestinos, para realizar el proceso de la digestión.

Este esfuerzo, más o menos extraordinario, necesita llevar a las mucosas y paredes del estómago e intestinos, mayor cantidad de sangre que la normal, congestionando los tejidos de estos órganos y con ello, aumentando su calor, desequilibrando así las temperaturas del organismo.

Si diariamente, durante meses y años, se reproduce este proceso de congestión interna, no es de admirarse, que salvo una gran resistencia por contextura hereditaria privilegiada, en el individuo se presenten desarreglos diversos que corresponden, primero, a las llamadas afecciones de la infancia y después a las conocidas afecciones de la juventud. Al cabo de veinte, treinta o más años, en que, con alimentos inadecuados, continuamente se está congestionando los órganos digestivos, éstos llegan a degenerarse en lugar de mucosas compactas y vitalizadas por un continuo riego sanguíneo, el estómago e intestinos presentan paredes de tejidos esponjosos, crónicamente congestionadas, irritadas, debilitadas y afiebradas, causa constante de desequilibrio térmico que produce desarreglos generales diversos y trastornos locales, conocidos con los nombres de dispepsias incurables, úlceras y cáncer.

Por otra parte mientras se irritan las mucosas del aparato digestivo con alimentos inadecuados, desde que el hombre nace afemina su piel y la enfría, sofocándola con abrigos exagerados. Tenemos así el Desequilibrio Térmico, que no permite llegar al "término" de la vida sino que "interrumpe" el proceso natural de la existencia humana.

La sangre es la vida del cuerpo y el proceso digestivo, su laboratorio

Si ponemos la mano contra el Sol, observamos una masa rojiza, donde todo, sin distinción, es sangre.

Piel, nervios, vasos, músculos, y huesos están constantemente impregnados del líquido vital y donde éste no alcanza, en poco tiempo se produce la muerte de los tejidos.

Como la sangre es producto de la digestión de los alimentos, tenemos que en el tubo digestivo se elabora la vida de todo nuestro cuerpo.

Con razón, pues, Cervantes dijo "que el estómago es la oficina donde se fragua la salud y la vida".

También el iris demuestra la importancia de los órganos digestivos, ubicándolos al centro del ojo.

De aquí que, como hemos dicho, no existe persona enferma con buena digestión, ni persona sana con mala digestión.

Más adelante veremos que, así como toda enfermedad se origina y mantiene por trastornos digestivos, toda curación, cualquiera que sea el nombre de la dolencia, debe empezar por normalizar la digestión del enfermo.

Resumiendo, tenemos que *el origen de toda enfermedad está en los desarreglos digestivos, los que, a su vez, son consecuencias del calor anormal que en el estómago e intestinos se desarrolla por la congestión de paredes, obligadas constantemente a un esfuerzo extraordinario para elaborar alimentos inadecuados.*

La digestión depende de la temperatura

Veamos ahora el proceso que siguen los desarreglos digestivos.

Como todas las funciones del cuerpo humano, la digestión, para ser normal, requiere una temperatura también normal: 37 grados centígrados.

El calor anormal en el estómago e intestinos degenera en fermentaciones pútridas el proceso digestivo, de intensidad variable según el grado de la fiebre interna.

Los alimentos corrompidos por la putrefacción, lejos de nutrir, intoxican, produciendo el estado de "debilidad" que es característico en todo enfermo.

En la economía de nuestro organismo sucede algo semejante a lo que acontece en el hogar: en un día de calor intenso, la dueña de casa constata que la leche se ha avinagrado y la olla de comida se ha vuelto ácida e inservible para el consumo.

Este fenómeno tan perjudicial en el hogar, ha dado vida al refrigerador, que combatiendo el calor anormal, impide fermentaciones pútridas de los alimentos cocinados o de origen animal.

Desde luego, podemos deducir entonces que, para normalizar la digestión, siempre alterada por fiebre interna, es preciso también refrigerar el interior del vientre y evitar de ordinario, los alimentos que afiebran como los de origen animal y los irritantes.

Cuando la fiebre interna se ha hecho crónica por grave irritación e inflamación de las mucosas y paredes del estómago e intestinos, el enfermo cae en un círculo vicioso: la fiebre produce fermentaciones malsanas y éstas, a su vez, elevan la temperatura interna, favoreciendo nuevas putrefacciones. La víctima de esos trastornos irá así consumiendo su salud y vida, siendo impotente el facultativo para corregir el mal, que sólo se enmascarará con las drogas e inyecciones.

Según esto, la enfermedad siempre es Fiebre Gastro Intestinal, cualquiera que sea su nombre o su manifestación.

El origen de toda enfermedad está en el vientre

Salvo la intoxicación por aire viciado o por gases tóxicos, toda enfermedad tiene sus raíces en desarreglos del aparato digestivo.

La fiebre gastro-intestinal debilita y mata al hombre porque, corrompiendo el proceso digestivo desnutre e intoxica a sus víctimas.

La fiebre interna, alterando el proceso digestivo, altera también la calidad de la sangre, que, de alcalina en estado normal, se acidifica con las fermentaciones malsanas del intestino. De aquí el estado de acidosis característico del diabético, sifilítico, artrítico, y enfermos crónicos en general.

Cargada la sangre de materias orgánicas inadecuadas para formar tejidos o alimentar los procesos vitales, deposita estas substancias tóxicas y sin vida en las partes más débiles del organismo, donde existe menor defensa, causando irritaciones, inflamaciones, dolores y hasta destrucciones. Todo esto ocasiona las diferentes manifestaciones morbosas que la medicina facultativa, sin lógica, considera como males diversos, siempre atribuidos erróneamente a la infección microbiana y que agrava con medicamentos que aumentarán la impurificación del fluido vital.

Por otra parte, las materias extrañas al cuerpo vivo, además, de alterar la composición de la sangre, perturban su normal circulación, haciendo menos fluidos el torrente sanguínea y formando estancamientos. Además, la fiebre interna, común a todo enfermo, favorece la congestión del vientre y pecho, y la anemia de la piel y extremidades.

Tenemos, entonces, que así como hay enfermo con buena digestión, en todo individuo que sufre trastornos en su salud, en grado variable, siempre está perturbada la composición y circulación de la sangre.

El iris comprueba nuestra tesis, como lo demuestran las figuras que siguen. Aquí las enfermedades localizadas aparecen en el iris con cambio de color, disgregación y esponjamiento del tejido iridal, lo que nos demuestra que todo proceso morboso localizado, por naturaleza supone inflamaciones y congestiones de intensidad variable.

Iris sano, limpio, sin congestiones ni impurezas; su color y fibras son uniformes, revelando normalidad orgánica, vale decir, salud.

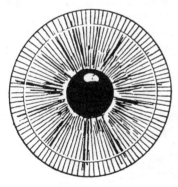 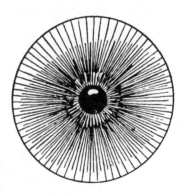

Figura 12   *Figura 13*

Iris en que se descubre la irritación crónica del tubo digestivo, cuyos tejidos en la zona correspondiente cambian de color y se han hecho esponjosos, indicio de congestión crónica y de fiebre interna.

Iris en que la irritación y congestión de los órganos digestivos tiende a propagarse al resto del vientre, afectando con impurificación el área de la sangre e irritando el sistema nervioso. Nótense los círculos nerviosos.

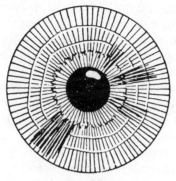

Figura 14

Iris en que aparece más acentuada y crónica la congestión del estómago e intestinos, con lesiones en sus mucosas; la fiebre interna es más intensa y congestiona los órganos del vientre; hay acedías y flatulencias.

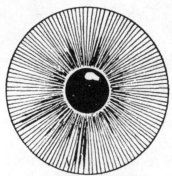

Figura 15

Iris en que el trastorno térmico y circulatoro es más notable, abarcando todos los órganos del vientre y pecho, alcanzando también el cerebro; se descubren lesiones diversas; hay gases mortificantes, vahidos de cabeza y pies fríos.

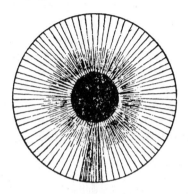

Figura 16

Veamos ahora cómo la fiebre interna, que se inicia por congestiones diariamente repetidas de las paredes del estómago e intestinos, tiende a propagarse a los tejidos y órganos vecinos, afectando de preferencia a aquellos de naturaleza más débil, por herencia, exceso de trabajo, golpes y otros accidentes anteriores.

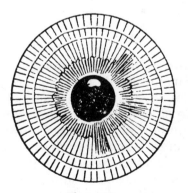

Figura 17

En esta figura se ve afectado el cerebro, cuyos tejidos están irritados y congestionados. Son los gases desprendidos de las fermentaciones malsanas del tubo digestivo que, a través de los tejidos porosos del pecho y cuello, se han abierto camino hacia arriba, como lo demuestran las canaletas que aparecen en el tejido iridal. Estos gases ácidos e irritantes producen inflamaciones y dolores de cabeza, sueño anormal y debilidad para el trabajo intelectual.

En este iris, donde aparece una nubecilla en su borde superior, el cerebro está anémico, porque en él la sangre casi no puede circular debido a que existe gran

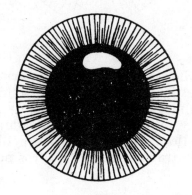

Figura 18

acumulación de materias extrañas que ocupan los intersticios intracelulares de la masa cerebral. Estas materias, como en el caso anterior, han subido en forma de gases desde el vientre y por diferencia de temperatura se han condensado. Lo mismo sucede al vapor de agua de una tetera que hierve dentro de una pieza, el cual gotea desde el encielado, donde los vapores se han convertido en líquido o sólido, según sea la temperatura baja de la superficie del plano superior.

También el tratamiento mercurial, acumulando esta substancia en el cerebro, produce el efecto anotado.

La mala circulación sanguínea en el cerebro perturba la memoria y demás facultades de este órgano y también es causa de parálisis de las extremidades, la que se puede, en muchos casos, pronosticar con absoluta seguridad y con mucha anticipación.

Esta figura nos muestra el iris de un enfermo del pulmón, clasificado de tuberculoso por la medicina oficial; aquí se ve la inflamación del vientre propapagada al pulmón.

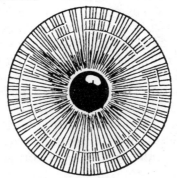

Figura 19

En este iris aparecen crónicamente inflamados los tejidos del vértice del pulmón derecho por efecto de las fermentaciones malsanas del estómago e intestinos. Los gases tóxicos, durante largo tiempo desprendidos en el vientre, se han abierto paso hacia la parte alta del tórax y, condensados, han ido acumulándose entre los tejidos pulmonares, que por predisposición natural o debilitamiento debido al mal régimen de vida y falta de aire puro, no han desplegado defensa adecuada y eficiente.

Son estas materias orgánicas muertas, en forma de gases, desprendidas desde el vientre y condensadas en los pulmones, las que, irritando y congestionando sus tejidos, progresivamente debilitan sus células hasta producir su muerte, que se manifiesta en los procesos destructivos que caracterizan al tuberculoso pulmonar, lesiones poco frecuentes.

Como vemos, el iris de estos enfermos no denuncia la presencia del bacilo de Koch como causante de las lesiones pulmonares, sino que éstas aparecen como resultado de las inflamaciones crónicas de los tejidos del pulmón, afectado con la acción corrosiva de las materias tóxicas largo tiempo acumuladas ahí y desprendidas del vientre por efecto de graves y prolongados desarreglos digestivos.

En términos vulgares, podemos decir entonces que las materias orgánicas muertas, cuyo origen acabamos de ver, son las que, depositadas en los pulmones, pudren también los tejidos que las contienen, corrompiéndose ellas con la fiebre característica de estos enfermos.

El bacilo, acusado como culpable de la tuberculosis, no puede desarrollarse en pulmones limpios, ventilados con aire puro e irrigados con sangre alcalina y fluida.

La vida del microbio, como hemos dicho, requiere dos puntos de apoyo: terreno impuro y temperatura de fiebre. La lógica nos dice entonces que, activando la eliminación de las impurezas y combatiendo la fiebre interna, haremos insostenible la vida del bacilo en los pulmones tuberculosos, el cual, en todo caso, actúa en defensa de la vida.

La presencia del microbio se explica mejor con la palabra "putrefacción" y no "infección".

Vemos, pues, que como lo revela la Iridología, la tuberculosis tiene su origen en el vientre y es mantenida por graves y crónicos desarreglos digestivos. Sólo normalizando la digestión del tuberculoso y activando las funciones de su piel, intestinos y riñones, se obtendrá la curación verdadera de esta plaga incurable con vacunas, drogas, inyecciones y operaciones quirúrgicas.

Como la normalidad funcional del organismo requiere equilibrio térmico en él, el arte de curar es cuestión de temperaturas y no de medicamentos.

Aquí tenemos un iris del ojo izquierdo de una persona que sufre del corazón, el bazo y el riñón de este lado.

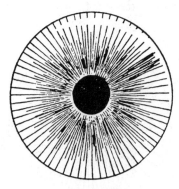

Figura 20

Como se ve en esta figura, la inflamación del tejido iridal, en la zona correspondiente al tubo digestivo, se ha propagado a la región correspondiente al corazón, bazo y riñón.

Prolongados desarreglos digestivos, impurificando la sangre, han acumulado en ella materias irritantes que, actuando sobre la mucosa del corazón, bazo y riñón, inflaman, congestionan y debilitan los tejidos de estos órganos, que por predisposición o idiosincrasia, poseen débil resistencia.

Los órganos en referencia no pueden enfermarse cuando son irrigados con sangre pura; de aquí que toda anormalidad en ellos reconozca siempre una sangre maleada por crónicos desarreglos digestivos.

Se comprende entonces que los males del corazón, riñones y bazo, sólo pueden desaparecer mejorando la calidad de la sangre mediante el restablecimiento de la normalidad digestiva y de la eliminación de sus impurezas por la piel, intestino y riñones.

Las materias morbosas provenientes de los graves desarreglos digestivos que denuncia este iris, se han ido acumulando en el bajo vientre preferentemente en el ovario del lado derecho, donde mantienen un estado inflamatorio de los tejidos de este órgano·

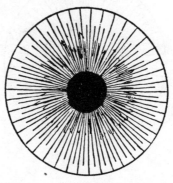

Figura 21

La curación en este caso procurará restablecer la normalidad digestiva y activar las eliminaciones del bajo vientre, refrescando su interior afiebrado.

Los quistes y tumores que suelen presentarse en estos órganos representan la obra defensiva de la Naturaleza que procura aislar un depósito de materias extrañas al organismo, provenientes de mala nutrición y deficientes eliminaciones.

Sucede en estos casos lo que ocurre con una bala o una espina que no se extrae. Estos cuerpos extraños pueden permanecer indefinidamente en el cuerpo sin alterar sus funciones y el organismo se libra de los perjuicios de su presencia rodeándolos de tejidos aisladores, enquistándolos.

Las operaciones quirúrgicas no son el medio adecuado para liberarse de los tumores, pues, éstos, no es necesario extraerlos, pudiendo la persona vivir con ellos siempre que mantenga la normalidad digestiva y expeditas las eliminaciones por la piel, riñones e intestinos.

En cambio, la cirugía al extraer un tumor, extirpa un efecto de una causa que continuará actuando y, si el tumor no se reproduce, el mal sólo cambiará de aspecto, manifestándose en cualquier otra forma.

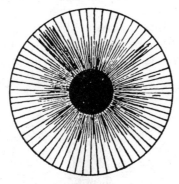

Figura 22

En este iris no se ve nada bueno. Todos los órganos, del cuerpo a que pertenece, están afectados.

El desequilibrio térmico aquí se descubre profundo, pudiéndose asegurar que la persona poseedora de este iris, sufre de gran fiebre interna, siente sed insaciable y con trabajo consigue calentar sus pies y manos.

La fiebre interna en este caso mantiene graves y permanentes desarreglos digestivos, desnutriendo e intoxicando al enfermo, que constantemente se queja de "debilidad".

Los desarreglos de la nutrición y eliminación, cada día más, impurifican la sangre de este sujeto, y su circulación está permanentemente perturbada por el excesivo calor interno que mantiene su encharcamiento sanguíneo al interior del vientre y pecho, mientras la piel y extremidades sufren anemia.

En estos casos es corriente que el insomnio alterne con pesada modorra y el frío con los bochornos.

Incapacidad cerebral e impotencia sexual revela el iris en cuestión.

En una palabra, el desgraciado poseedor de este iris es víctima de toda clase de achaques, porque todos los órganos de su cuerpo funcionan anormalmente.

Sujetos clasificados como sifilíticos, diabéticos, cardiacos, neurasténicos y degenerados en general, son los que poseen iris como el que nos ocupa.

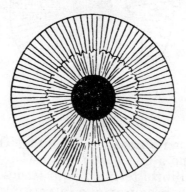

Figura 23

Muy grave y crónico desequilibrio térmico revela este iris, en que se descubre una corona lechosa vecina a su periferia, mientras alrededor de la pupila se ven inflamados intensamente los tejidos del disco iridal.

Aquí tenemos un estado muy avanzado de congestión interna y de anemia de la piel y extremidades. El desarreglo funcional del organismo por desequilibrio térmico, en este caso, ha llegado a su última etapa y la degeneración orgánica está caracterizada en este iris, que es frecuente observar en ancianos, víctimas de dolencias incurables pero sí mejorables con la medicina natural.

Putrefacción intestinal y no infección es nuestro concepto del origen y naturaleza de toda enfermedad

Como acabamos de ver, la Iridología, según mi doctrina, nos demuestra que la fiebre interna es el origen y punto de apoyo de toda enfermedad, y su efecto, es la impurificación de la sangre y alteración de su normal circulación.

Hemos dejado establecido, también, que la fiebre gastro-intestinal degenera en putrefacción el proceso digestivo, desnutriendo e intoxicando al individuo.

De paso hemos dicho también que la vida del microbio necesita dos puntos de apoyo: terreno impuro y temperatura de fiebre. Estos dos elementos, como hemos visto, son consecuencia de nutrición innatural.

Ahora queremos definir mejor nuestra tesis, oponiendo a la teoría de la "infección microbiana" el concepto de "putrefacción intestinal", como causa única de toda enfermedad.

El microbio está siempre bien donde se encuentra, pues sus actividades y su vida en todo momento se desarrollan en armonía con las leyes inmutables de la Naturaleza.

En efecto, su misión es hacer la policía de los tejidos, devorando las substancias extrañas acumuladas por mala nutrición y deficientes eliminaciones.

Las mismas leyes que rigen el movimiento de los

astros, que regulan las estaciones del año y que, mediante el instinto, constantemente guían al irracional por el camino de la normalidad, estas mismas leyes, decimos, colocan el bacterio en el sitio y misión que le corresponde para contribuir a la armonía universal, fundamento de la Vida.

De aquí que el microbio sea un colaborador constante al mantenimiento del orden del Universo, verdadera fuente de vida y salud.

La enfermedad, que es una desarmonía, resultado de un desorden, no puede tener por causa una acción armónica y ordenada como la que desempeñan los microbios, en su acción sometida siempre a la Ley Natural. Atribuir a una acción normal, un efecto anormal, sería caer en el absurdo de aceptar un efecto contrario a la naturaleza de la causa que lo produce.

De los seres animados, el hombre es el único que actúa contraviniendo las leyes naturales y que obliga a quebrantar estas leyes a los seres inferiores que tiene bajo su dominio.

Así, pues, en la Naturaleza, donde todo tiende a la armonía, el hombre viene a ser la única causa de desarmonía, consigo mismo y también de perturbación en el mundo que lo rodea.

Siendo la enfermedad resultado del quebrantamiento de las leyes que regulan la vida, es obra de nosotros mismos y efecto de nuestros propios errores. ¿Con qué lógica, entonces, acusamos al microbio como causante de nuestros males?

La ciencia, que se cree en la verdad, atribuyendo los males del hombre a la obra del microbio, no está por encima de los errores de los salvajes, que acusaban al demonio como causante de sus enfermedades.

El hombre que, contrariando la ley que rige su nutrición natural, introduce en su cuerpo materias orgánicas muertas, inadecuadas a la vida de la célula e inaptas para ser incorporadas a su economía, paulatinamente acumulaba en su organismo las impurezas que preparan el terreno que debe remover el microbio.

Esta misma nutrición innatural, forzando el trabajo de los órganos digestivos, es causa de fiebre interna, que ofrece la temperatura adecuada a la vida del bacilo.

Si el hombre no reconoce más ley que su capricho o la imitación de ajenos errores, como normas de vida, desde su más tierna infancia prepara el terreno impuro y la fiebre interna, ambos elementos indispensables para la vida y prosperidad del microbio y ambiente propicio a toda infección.

Antes, pues, de aparecer el bacterio, acusado como autor de la "enfermedad", existía ya la impurificación orgánica y la fiebre interna, característica del estado de "enfermo" como lo revela la Iridología.

El iris confirma así el sabio aforismo de Hipócrates: "no hay enfermedades, sólo hay enfermos".

Y nosotros podemos agregar: "toda enfermedad es consecuencia del estado de enfermo, siempre caracterizado por impurificación orgánica y fiebre interna", como lo revela la Iridología.

Según la teoría de las infecciones, un joven sano por un solo contacto sexual puede contraer la sífilis. y, de ser un exponente de salud, rápidamente pasará a la categoría de hombre achacoso y físicamente arruinado.

Sin embargo, en la Naturaleza nada se hace a saltos, y para que el hombre pierda su salud es menester diarios y prolongados desarreglos orgánicos a base de nutrición innatural y deficientes eliminaciones.

Los síntomas agudos de toda "infección" sólo nos revelan la "fermentación" del terreno impuro, favorecido por la fiebre interna, su compañera inseparable; el bacilo es sólo vehículo y agente de esta fermentación.

La misión que debe desempeñar el microbio es de disgregación de materias orgánicas muertas, para favorecer su eliminación en cuerpos simples, con lo que contribuye a defender la vida.

El argumento que se hace valer para probar que el microbio produce la enfermedad, es éste: si a Ud. le inyectamos el espiroqueta le aparecerá la sífilis, y lo mismo puede decirse de la tuberculosis u otro mal. Sin embargo, este argumento sólo prueba que el microbio ha encontrado un terreno favorable para su desarrollo, o sea, que ya existía el "sifilítico" o el "tuberculoso" cuando se inoculó el bacterio y prendió la sífilis o la tuberculosis.

Vientres afiebrados y pletóricos de inmundicias en putrefacción constituyen el ambiente propicio para la vida y desarrollo de los diferentes microbios, cuyas especies varían como las lombrices.

Cuando oigamos hablar de infecciones, no olvidemos que ellas suponen putrefacción de materias orgánicas muertas en un organismo afiebrado.

La infección microbiana desaparecerá mediante el refrescamiento del vientre del enfermo y la actividad eliminadora de su piel, intestinos y riñones.

No hay forma de probar con lógica, es decir, científicamente, que una infección que supone impurificación orgánica, pueda desaparecer introduciendo en el cuerpo *drogas e inyecciones* que, en todo caso, agravarán la acumulación y, que más fácilmente atacarán la vida del organismo que exterminar al bacilo que se persigue.

No olvidemos: La enfermedad es funcional y no microbiana.

El arte de curar es el arte de equilibrar las temperaturas intrna y externa del enfermo

Hemos visto que nuestro cuerpo posee dos envolturas: la interior que recubre las cavidades internas, se llama *mucosa*, y la exterior que nos aísla del ambiente que nos rodea, se denomina *piel*.

El estado de enfermo se caracteriza por la congestión de las mucosas y anemia de la piel, en grado variable: desequilibrio térmico del cuerpo.

Mientras más se debilita la función de la piel, las mucosas recargan su trabajo, pues las materias insanas que debían se expulsadas por los poros en forma de exhalación o sudor, se dirigen a buscar su salida por las mucosas en forma de mocos, irritándolas, congestionándolas y afiebrándolas.

Se comprende entonces que el arte de curar se reduce a deshacer este proceso morboso, activando la piel, a donde serán atraídas las malas materias y descongestionando el interior del cuerpo, de donde serán rechazadas las substancias dañinas. Este resultado se obtiene mediante las repetidas reacciones de calor que el frío del aire o del agua despierta en la piel o también por la acción del sol o del vapor sobre ella; además hay que actuar sobre el vientre para refrescar su interior, todo de acuerdo con las indicaciones explicadas en mi libro *La Medicina Natural al alcance de todos*".

Siendo el vientre afriebrado el laboratorio de toda enfermedad, es preciso actuar sobre él para de ahí derivar a la superficie el calor malsano y las materias corrompidas.

Los habitantes de las ciudades, casi en su totalidad, son enfermos ignorados, es decir, personas cuya aparente normalidad sólo es una insensible adaptación al estado de enfermedad crónica, como lo revela la Iridología.

En estos sujetos su organismo habitualmente funciona en forma anormal por desequilibrio de sus temperaturas que, mientras en su piel es de 36 grados y fracción, en el interior, de su vientre el calor sube de 37.5 y aun de 38, especialmente después de comidas abundantes y dañinas.

A fin de no insistir teóricamente acerca del punto de vista referido, voy a exponer un caso de los muchos que he observado, para que el lector se dé cuenta de la verdadera causa y naturaleza de todo proceso morboso y de su racional curación.

La Sra. E. de A., después de prolongados y diversos quebrantos de su salud, se vio postrada en cama hasta perder todo movimiento al cabo de seis meses de permanencia en ella. Cuando fui llamado a verla, esta desgraciada enferma estaba incapacitada para mover su cuerpo, pues era víctima de dolores agudísimos a la cintura y espina dorsal, careciendo de fuerzas para hablar.

Se presentó a mi vista un cuerpo deshecho, un rostro ceroso y demacrado; su mirada era indiferente a cuanto la rodeaba y su respiración era rápida, corta y anhelosa.

El pulso de esta enferma acusaba 145 pulsaciones por minuto, demostración cierta de gran fiebre interna. El examen del iris de sus ojos revelaba gran inflamación al interior del vientre y pecho, con estómago e intestinos crónicamente irritados y riñones, bazo, hígado y corazón inflamados y congestionados.

"La señora se consume por la fiebre", fueron mis palabras. Se me observó que, hacía poco rato, el doctor había tomado su temperatura y, con el termómetro bajo su brazo, había constatado un calor de 35 grados centígrados.

El facultativo opinaba que la enferma tenía poco calor porque estaba muy *débil* y que era preciso combatir este estado con alimentación seleccionada y substancial, a base de leche, huevos crudos, jugo y caldo de carne.

Mi contestación fue: el médico está equivocado y si sigue sus consejos la enferma no tiene esperanza de salvación, pues esos alimentos de origen animal son de fácil corrupción y en un tubo digestivo afiebrado como éste, resulta lo mismo que echar leña al fuego.

Hice ver a los interesados que el único camino lógico para conseguir la salvación de la enferma era procurar el equilibrio de las temperaturas, pues mientras sobre su piel escasamente había 35 grados de calor, al interior de su cuerpo la temperatura era superior a 40 grados centígrados.

Este desequilibrio térmico, atrayendo al interior del cuerpo la sangre, producía anemia sobre la piel y extremidades.

En estas condiciones no había función alguna que se desempeñase normalmente en este organismo, que, como un motor recalentado se destruía rápidamente.

Mientras la anemia debilitaba las funciones de la piel, el intestino estaba paralizado por la gran congestión de sus paredes; los riñones hinchados no permitían la filtración de la sangre, lo mismo que el hígado y el bazo; y el corazón, pletórico de sangre, se debilitaba por momentos y aumentaba su volumen; y los pulmones, progresivamente congestionados cada vez más, reducían su campo de trabajo.

Profundamente alteradas, pues, las funciones de nutrición y eliminación, avanzaba el debilitamiento general del organismo y la intoxicación a cada momento embotaba más la potencia nerviosa y suprimía las defensas naturales de este cuerpo ya desahuciado por la ciencia facultativa.

El marido de la enferma, mostrándome varias placas radiográficas, me hizo ver unos puntos negros que aparecían en la espina dorsal a la altura de las caderas. Son estas manchas la causa de todo lo que sufre mi esposa, me dijo, pues en dos juntas de médicos se ha llegado a la conclusión de que existe en la columna vertebral un proceso de carácter tuberculoso según unos, y canceroso, según otros.

A esto contesté que, no habiendo para mí enfermedades sino enfermos, me desentendía de la opinión médica.

Agregué que procurando el equilibrio de las temperaturas del cuerpo enfermo, colocaríamos a éste en situación de normalizar su nutrición y activar sus eliminaciones, verdadero camino de toda curación cualquiera que sea el nombre con que se designe la dolencia.

Aceptado mi punto de vista, a pesar de ser invierno y del constante frío de que se quejaba la enferma, prescribí fajado de barro frío alrededor del vientre y riñones, día y noche, debiendo cambiarse el barro cada vez que se calentase, cada tres horas, más o menos. Además, continuamente el cuerpo debía estar rodeado de una atmósfera caliente y húmeda mediante 6 u 8 botellas llenas de agua caliente envuelta en trapos húmedos y más encima cubiertas con género de lana.

Con este procedimiento se procuraba deshacer la enfermedad, pues si ésta mantenía fiebre al interior del cuerpo y frío sobre la piel y extremidades, junto con encargarse el barro de absorber el calor de las entrañas, descongestionar y desinflamar sus tejidos, el calor húmedo sobre la piel atraía a ella la sangre que estaba encharcada en el vientre y pecho.

Continuando día y noche el procedimiento, cada vez más se conseguía en el organismo restablecer el equilibrio de las temperaturas, permitiendo la normalidad en la circulación de la sangre, favoreciéndose, también, la vuelta paulatina a la normalidad en las funciones de nutrición y eliminación.

Como alimentos sólo se permitió a la enferma naranjas a toda hora y después, a medio día, ensaladas con almendras dulces o nueces peladas.

Estos alimentos vivos, al mismo tiempo que vitalizaban a la enferma y activaban el trabajo de sus riñones e intestinos, evitaban la putrefacción intestinal.

El resultado de este tratamiento fue: a los tres días la temperatura de la piel subió hasta los 39 grados, mientras las pulsaciones bajaban a 120 y la enferma se sentía más aliviada.

Poco a poco se presentó la transpiración, aumentó la orina y se movía el vientre, antes paralizado. El hambre, ya olvidada, a los pocos días llegó a atormentar a la enferma, que gozaba con su dieta de frutas, semillas de árboles y ensaladas.

A los 15 días la señora por sí misma ya podía moverse en la cama; antes de un mes se sentaba, pudiendo regresar al Sur, de donde había venido, al cabo de noventa días de tratamiento constante, bastando algo más para obtener su completo restablecimiento.

El plazo ordinario de curación natural, que es de 4 a 6 semanas en casos crónicos, esta vez se prolongó por obra de las drogas, inyecciones y sueros que sin medida se introdujeron en la sangre de esta enferma.

El punto de vista que hemos dejado expuesto, es lo que constantemente nos guía en la curación de todo enfermo, y él explicó el éxito de los sistemas naturales que siguen el sabio concepto de Priessnitz: "Las enfermedades se curan mejor por fuera que por dentro del cuerpo."

Priessnitz, con sus abluciones y compresas frías Kneipp, con sus chorros de agua fría y sus envolturas húmedas; Kühne, con sus baños fríos al bajo vientre y sus vapores; Rikli, con sus baños de aire y transpiraciones al sol; y Just, con sus fajados y cataplasmas de barro sobre el vientre, han inmortalizado sus nombres, realizando milagrosas curaciones, mediante sencillos procedimientos, destinados a equilibrar las temperaturas, interna y externa del cuerpo enfermo.

Mi Doctrina del Desequilibrio Térmico como verdadera naturaleza de todo proceso morboso ya era comprendida por aquellos geniales intuitivos antes de ser formulada.

Alimentos que refrescan y alimentos que afiebran el aparato digestivo

Cada día más la ciencia de la salud deberá dirigirse a normalizar la digestión, alterada en todo enfermo, como fundamento indispensable de la normalidad orgánica, es decir, de la salud.

La trofología procura realizar este objetivo, mediante la alimentación vegetariana bien combinada, es decir, con frutas y vegetales que, en una misma comida no se opongan entre sí, dando lugar a combinaciones malsanas.

Mezclando alimentos que tienen diverso proceso digestivo, o que, unidos en el estómago, desarrollan fermentaciones ácidas o de naturaleza inconveniente, se recarga el trabajo del estómago, congestionándose sus paredes y originando la fiebre interna, que, como sabemos, es causa de trastornos diversos.

En mi libro *Medicina natural al alcance de todos*, se explica detalladamente esta materia.

Hablando de la nutrición intestinal en esta obra, digo que ella se realiza mediante la digestión, la que depende: 1º *De las temperaturas del aparato digestivo;* 2º *de los alimentos, su clase, cantidad y combinación;* y 3º *de la completa masticación y calmada deglución.*

Examinaremos brevemente estos requisitos necesarios para obtener una buena digestión, que formando sangre pura, sea fuente de salud y vida para nuestro cuerpo.

Como hemos visto, todas las funciones del organismo humano para ser normales requieren la temperatura de 37 grados. A medida que este calor sube en el tubo digestivo, se va alterando el proceso de la digestión, que llega a degenerar en fermentaciones pútridas, desnutriendo e intoxicando al sujeto que las sufre.

Un estómago e intestinos afiebrados son causa de fermentaciones malsanas, aun de los alimentos más escogidos y adecuados. De aquí que para regularizar la nutrición intestinal, en muchos casos, no sea suficiente el régimen dietético, siendo necesario entonces que a éste se agregue un tratamiento que se dirija a refrescar el interior del vientre, ya sea obrando directamente sobre esa región o indirectamente, atrayendo a la piel el excesivo calor interior.

Es conveniente llamar la atención sobre este punto, porque el entusiasmo de los *trofólogos* los lleva a confiar las curaciones exclusivamente al régimen alimenticio bien combinado.

Este aspecto del problema de la nutrición no había sido hasta ahora expuesto en esta forma por la medicina.

Para ser normal la digestión, además de una temperatura adecuada, requiere también alimentos adecuados a la constitución de nuestro organismo.

Ante todo, conviene dejar establecido que todos los seres animados consumen sus alimentos en su estado natural, es decir, crudos y sin ser sometido a preparaciones artificiales. Si el hombre estuviese destinado a comer alimentos cocinados, la sabia Naturaleza hubiese ofrecido los medios naturales para ello.

La verdad es que el único alimento adecuado a la estructura orgánica del hombre y a sus necesidades fisiológicas es el que podemos consumir en su estado natural, sin cocinarlo. Estos alimentos son: frutas, semillas de árboles y hojas verdes, tallos y raíces.

Si desde que el hombre deja el pecho de su madre adoptara la alimentación de frutas y semillas de árboles, no conocería las enfermedades ni la muerte violenta, sino que moriría de viejo, por agotamiento alrededor de los 150 años.

Comiendo crudo se incorpora vida al cuerpo; el alimento muerto por la acción destructora del fuego, está destinado a corromperse y sólo ofrece enfermedad y muerte.

El alimento cocido siempre es más difícil de digerir que el crudo, pero como nuestro estómago está más o menos degenerado, muchas veces sufre trastornos pasajeros con la alimentación crudívora.

Las frutas, semillas de árboles y ensaladas, se digieren sin esfuerzo, lo que evita congestiones de las mucosas del tubo digestivo, y, lejos de afiebrar a éste, lo refrescan y purifican. Es esta la alimentación recomendada por Hipócrates al decir "que tu alimento sea tu medicina y tu medicina sea tu alimento".

Fuera de esas frutas, semillas de árboles y ensaladas, todos los otros alimentos, aun vegetales cocinados, pero especialmente los de origen animal y cadavéricos en mayor parte o menor grado, afiebran el tubo digestivo porque exigen un esfuerzo más o menos anormal que congestiona las paredes del estómago e intestinos.

Podemos, pues, clasificar los alimentos en dos grupos: alimentos que *refrescan* y alimentos que *afiebran*.

Los primeros son aquellos que pueden comerse crudos.

Especialmente afiebran el aparato digestivo los estimulantes como té, café, cacao, mate, alcohol, bebidas fermentadas; aliños, como sal, pimienta, ají, mostaza, etc., y dulces de toda clase, excepto la miel de abejas. Después vienen los alimentos cocidos, en general, y, especialmente los de origen animal y de fábrica: leche, queso, huevos, grasas y carnes; sin embargo el queso fresco o cuajada de leche es alimento fresco. Harinas masas, fideos, cereales, farináceos, conservas, embutido y azúcar de fábrica, en mayor o menor grado, también afiebran el interior del vientre.

La leche de vaca, aun cuando es más tolerada por el estómago de los niños que por el de los adultos, también irrita la mucosa estomacal del infante, porque se acidifica.

Para asegurar el éxito del proceso digestivo, además de temperatura adecuada en el estómago e intestinos, e ingerir alimentos convenientes, es preciso también realizar una *completa masticación* y una *calmada deglución*.

Los alimentos mal masticados recargan el trabajo del estómago, esfuerzo que se traduce en congestión de sus mucosas y alza de la temperatura local, que favorece las fermentaciones malsanas.

La calmada deglución consiste en tragar sin precipitación los bocados preparados por la masticación e insalivación, dejando cierta pausa entre la ingestión de un bocado y el siguiente.

El estómago recibe cada bocado impregnándolo de sus jugos digestivos; si esta labor se realiza pausadamente, la digestión va elaborándose por partes, de una manera que el proceso total se realiza en menor tiempo y exige menos esfuerzo de una vez.

En cambio, la precipitación en tragar los alimentos, fatiga el estómago, impidiendole realizar un calmado trabajo parcial. Obligado este órgano a atacar de una vez el contenido alimenticio que lo repleta, recarga su trabajo, congestionando sus paredes y alzando la temperatura local, que degenera en fermentaciones pútridas el proceso digestivo.

Consecuencia de estos errores es el debilitamiento progresivo del estómago, la dilatación de sus paredes, los gases, acedías y demás trastornos, hasta la úlcera y el cáncer.

Tercera Parte

El iris denunciando los errores de la Medicina Facultativa

Desde el concepto de enfermedad que inspira a la medicina universitaria, hasta el diagnóstico que la guía y tratamientos curativos que practica, son equivocados. Sus consecuencias, generalmente trágicas.

Hasta aquí hemos visto que la Medicina Facultativa ignora el origen de los desarreglos orgánicos, que constituyen el estado de enfermedad. En efecto, ésta se atribuye a la infección microbiana, siendo que la presencia del bacilo es un accidente secundario en todo proceso morboso, el que siempre está constituido y mantenido por *terreno impuro y temperatura de fiebre*, puntos de apoyo indispensables para la vida y desarrollo del bacilo, faltando los cuales, éste no puede subsistir.

Antes que el microbio aparezca en el organismo enfermo, ya existía con anticipación el terreno adecuado a su prosperidad, paulatinamente preparado, con nutrición inadecuada y deficientes alimentaciones del intestino, riñones y piel, a causa de vida innatural. Así pues, antes que la "enfermedad", existe siempre el "enfermo".

71

Inseparablemente unida a la impurificación orgánica, que caracteriza el estado de enfermo con o sin síntomas, existe siempre la fiebre interna que, como se ha visto, generalmente escapa al termómetro aplicado bajo el brazo.

Removido y eliminado el terreno impuro y normalizada la temperatura interior del vientre, toda infección debe desaparecer, pues el microbio faltará entonces de medio y condicioes adecuadas a su existencia. Siendo de naturaleza "funcional" y no "microbiana" la enfermedad, la Medicina Natural siempre procede a normalizar las funciones digestiva y eliminadora, procurando el equilibrio del calor interno y externo del cuerpo, mediante el refrescamiento interior del vientre y también congestionando la piel, que es precisamente el proceso opuesto al característico de toda enfermedad. Además, la dieta de frutas, semillas de árboles y ensaladas, completarán la purificación orgánica, refrescando también el intestino, punto de partida de toda enfermedad y que también debe serlo de toda curación.

Por el iris, la sabia naturaleza acusa los errores de la Medicina Facultativa, desde el concepto de enfermedad que la inspira, diagnóstico que la guía, tratamientos curativos que practica y resultados obtenidos.

Los fracasos que la Medicina Facultativa pretende justificar con el concepto de *enfermedades incurables*, se explican porque ella ha perdido la noción verdadera de lo que constituye la "enfermedad", *desentendiéndose del desarreglo funcional del organismo, que ella siempre supone, para sólo contemplar sus manifestaciones o síntomas, que solamente son efectos del desarreglo orgánico*, originado y mantenido, a su vez, por desequilibrio térmico del cuerpo.

Los diversos síntomas del estado de enfermo, se clasifican y catalogan como males diversos, cuando naturalmente sólo existe el normal o anormal funcionamiento de la máquina humana, porque no hay enfermedades diversas, sino sólo distintas manifestaciones del estado de enfermedad, siempre caracterizado por desequilibrio de la temperatura interna y externa del cuerpo.

Como agentes curativos se inventan específicos, vacunas, sueros e inyecciones, destinados a sofocar cada diversa manifestación de estado de enfermo, cuando el organismo, alterado en sus funciones, sólo necesita *normalizar su nutrición y activar sus eliminaciones,* para establecer su total normalidad.

A cada dolencia, como causa se le atribuye un microbio específico, cuando la existencia del bacterio en el organismo humano, se apoya siempre en terreno impuro y temperatura de fiebre, elementos que producen el desarreglo funcional del organismo, que caracteriza a todo enfermo, cualesquiera que sean los síntomas o manifestaciones de su mal.

Si el síntoma, que es un efecto, se confunde con la enfermedad misma, se justifica el error de considerar enfermedades diversas porque existen microbios distintos. Sin embargo, es la calidad del terreno la que determina la variedad de microbios.

Así como un estercolero favorece la vida y desarrollo de las moscas y no es adecuado para los zancudos y, así también como las aguas estancadas son propicias a la vida de éstos y no a la de las pulgas o chinches, del mismo modo un microbio se desarrolla en una carie dental, otro diferente prospera en las inmundicias acumuladas en los pulmones o en los intestinos y otros de especie diversa, encuentran su medio adecuado en las materias extrañas mezcladas a la sangre.

Pero, afirmar que el espiroqueta, que se descubre en la sangre, es la causa de su impurificación, o que el bacilo de Koch, que aparece en los pulmones, origina la destrucción de estos órganos, este concepto, decimos, es tan absurdo como decir que el estercolero es obra de las moscas que en él viven o que las charcas infectadas son producto de la presencia de los zancudos.

El ingeniero sanitario realizó el saneamiento de Panamá, desecando los pantanos, desapareciendo así los miasmas que impurificaban la sangre de los habitantes de la región y originaban las fiebres palúdicas. ¿Por qué entonces, el médico, para sanear el cuerpo infectado, no expulsa de él las inmundicias, verdaderas causantes de los males del hombre?

La presencia del microbio, como causa de desarreglo orgánico, vale decir enfermedad, no es acusada por el iris, el que, en todo proceso morboso, sólo denuncia impurificación general e inflamaciones agudas, crónicas y de carácter destructivo, como característica de anormalidad orgánica en su aspecto general y local. Naturalmente, la zona más afectada, en todo caso, es la correspondiente al tubo digestivo, revelando así el iris que toda anormalidad orgánica es consecuencia de desarreglos intestinales, los que, ya sabemos, se derivan de alimentación inadecuada que, a su vez, originan y mantienen el desequilibrio térmico del cuerpo, característico del estado de enfermo.

El error de conceptos conduce a procedimientos falsos

Partiendo la Medicina Facultativa de un error, al atribuir la enfermedad a la infección microbiana, sus diagnósticos y tratamientos curativos también llevan el sello de lo falso.

En efecto, tan aventurados son los diagnósticos que el facultativo expide, basado en las conclusiones del aparato o del laboratorio, que es corriente que, aun casos en que la placa, obtenida con Rayos X, denuncia lesiones tuberculosas o cancerosas, estos procesos sean desmentidos por el iris, el que, en el punto que se supone afectado, no revela lesión, presentando intacto el tejido iridial en la zona correspondiente. Es muy frecuente que las manchas pulmonares, que denuncian esta placa y, que el facultativo interpreta como destrucciones orgánicas, sólo se revelen en el iris como acumulaciones de materias extrañas, provenientes de mala nutrición y deficientes eliminaciones.

Sabido es que los tejidos orgánicos normales son transparentes a los Rayos X, no así las substancias muertas o las inorgánicas, las que aparecen opacas como una espina o una bala introducida en el cuerpo. Se comprende entonces, que aun los diagnósticos basados en este moderno aparato de física, están expuestos a llegar a falsas conclusiones, porque es erróneo el concepto de enfermedad que inspira la investigación.

Para constatar la fiebre, el facultativo emplea el termómetro aplicado bajo el brazo y, si este instrumento no acusa temperatura anormal, se llega a la conclusión de que no existe estado febril en el enfermo. Sin embargo, es corriente en estos casos que examinando el iris, se descubra en él una inflamación aguda o crónica del tubo digestivo y, aun de otros órganos del vientre, indicio cierto de calor anormal y fiebre interna, que también confirma el examen del pulso del enfermo, anotando alzas variables sobre las 70 pulsaciones que corresponden a la temperatura normal del cuerpo humano adulto.

Si la salud es resultado del funcionamiento normal de la máquina humana; si las funciones orgánicas requieren equilibrio térmico, con calor igual sobre la piel y sobre las mucosas, y el facultativo sólo se guía por las conclusiones del termómetro aplicado bajo el brazo fácilmente se comprenden los errores a que se llega en el tratamiento de los enfermos.

Conozco personas adultas, que sufren frío a los pies, manos y piel, cuyo pulso ordinariamente fluctúa entre 80 y 100 pulsaciones. Consultados diversos facultativos sobre este particular, han opinado que acusando el termómetro, aplicado bajo el brazo, 36.5 grados centígrados, no hay motivo de alarma porque la aceleración del pulso, en este caso, puede atribuirse a excesiva actividad nerviosa del individuo u otra circunstancia personal.

Examinando el iris en estos casos siempre he comprobado una grave inflamación de los órganos del vientre que, favoreciendo las fermentaciones pútridas del intestino, origina nueva alza de la fiebre interna la que a su vez es causa de nuevas putrefacciones intestinales, y así sucesivamente. Estos *enfermos ignorados* para la ciencia, que investiga a través de los aparatos, consumen su vida en un círculo vicioso del cual jamás saldrán por obra del tónico, la droga o la inyección, arrastrando una vida de miserias, siempre encadenados al facultativo que, con el tóxico calmante o estimulante, sofocará las reacciones orgánicas, que procuran la liberación de estos organismos condenados a muerte prematura, pero consolados con haber agotado los *recursos de la Ciencia*.

Vamos a examinar algunos pocos casos de los incontables que se me han presentado en la práctica, para que se vea hasta qué punto la Medicina Facultativa desarrolla sus actividades fuera de la lógica y en conflicto constante con la Naturaleza.

Investigación para comprobar la calidad de la sangre

Entre las prácticas consagradas por la ciencia médica (?) para establecer si la sangre de una persona está sana o contaminada de impurezas, está la reacción de Wassermann. Ya se sabe que la reacción positiva denuncia la existencia de la sífilis, y la negativa pretende establecer lo contrario.

Pues bien, incontables son los casos que hemos comprobado en que, mientras el iris acusa una profunda impurificación de la sangre en un sujeto, como efecto de régimen alimenticio a base de carnes y su caldo, frecuentemente agravado con estreñimiento crónico, el facultativo asegura que no existe anomalía en el fluido vital de la misma persona, porque el examen de su sangre repetidas veces ha resultado negativo.

Pero, mientras el médico no ve más allá de las conclusiones del laboratorio, para el paciente la ciencia no da con sus males que, a pesar de todo, cada día postran más sus fuerzas y agotan sus nervios. La insistencia del enfermo ante el facultativo suele llevar a éste a dar su último fallo: científicamente usted no tiene ninguna enfermedad específica; sus achaques son consecuencia de su "debilidad". Naturalmente para el caso se prescriben abundantes alimentos, reputados fortificantes, como carnes asadas, caldo y jugos de la misma, huevos, leche y también tónicos estimulantes. Pero, implacablemente la Naturaleza denuncia estos errores, mostrando un iris cada vez más sucio y afiebrado en su interior, contradiciendo a cada paso las conclusiones a que llega la medicina guiada por el laboratorio y sus aparatos.

A pesar de la fe que el facultativo aparenta tener en el fallo de la Reacción Wassermann, es corriente que, aun habiendo resultado *negativo* de ella, se insista en tratamiento de inyecciones de salvarsán y mercurio. ¿Habrá una prueba más clara de la falta de seriedad del diagnóstico?

Vamos a presentar otro aspecto de este asunto, que confirma el hecho de que la medicina facultativa se desarrolla en contradicción constante con la Naturaleza.

Tenemos un joven atormentado por sus nervios, con depresión de sus fuerzas y facultades; sueño agitado y que no lo repone del cansancio que lo agobia; existen perturbaciones cerebrales, agitación del pulso, malhumor. La piel de este sujeto está anémica y con erupciones; su lengua cargada, suele presentar irritaciones que también llegan a la garganta; la vista se empaña y acorta, presentándose puntos negros ante ella, etc.

La víctima de estos achaques recurre al facultativo a quien minuciosamente impone de sus males, y éste se abstiene de dar su juicio hasta conocer el examen de su sangre, que es enviada al laboratorio.

El resultado de éste es positivo con dos o tres cruces y, entonces, el médico da su fallo: "Mi amigo, usted es víctima de una sífilis y, sin tardanza es preciso proceder al tratamiento por inyecciones de neo y mercurio".

Anonadado con tan científico e inapelable fallo, el pobre enfermo se entrega al facultativo, que se ofrece como su salvador. Después de soportar penosas crisis orgánicas, mediante las cuales su naturaleza se defiende contra el veneno inyectado en su sangre, el paciente se va dando cuenta de que, si bien han desaparecido algunos de los síntomas que lo alarmaban, con el tratamiento medicamentoso es víctima de nuevos trastornos, con fiebres, incapacidad intelectual, progresiva falta de fuerzas, neurastenia, etc.

Pues bien, reconocido por el iris, en este sujeto se constata impurificación de la sangre y de los tejidos de su organismo, por efecto de graves y crónicos desarreglos digestivos. La zona del iris alrededor de la pupila de los ojos de este enfermo, que es la correspondiente al estómago e intestinos, aparece inflamada con esponjamiento del tejido iridal, lo que denuncia irritación y congestión, fiebre interna que constantemente degenera en putrefacciones intestinales el proceso digestivo, desnutriendo e intoxicando progresivamente al sujeto, cuyo estómago cada día más, se convierte en el laboratorio de todos los males que erróneamente se atribuyen a la "sífilis", nombre antojadizo que no corresponde a un mal de naturaleza diversa al proceso de toda enfermedad.

El iris nos demuestra que entre la sífilis y una tuberculosis pulmonar no hay más diferencia que la de un mal generalizado y otro que se localiza en los pulmones; algo análogo se puede decir de todas las enfermedades tan minuciosamente catalogadas por la medicina facultativa.

Como lo revela la Iridología, todos los procesos morbosos, cualesquiera que sean los nombres con que individualmente se les designe, entre sí son análogos, con origen común, pues toda enfermedad comienza por desarreglos digestivos; también común es su tendencia que, mediante el síntoma común es el camino que aleja toda normalidad del cuerpo: restablecimiento de las funciones esenciales de la vida: nutrición y eliminación.

Desgraciadamente, la medicina facultativa extraviada en el laberinto de las clasificaciones y análisis, ha perdido de vista la unidad funcional del organismo y, en todo proceso morboso, lejos de procurar el restablecimiento de las funciones de nutrición y eliminación, se empeña en sofocar los síntomas erróneamente confundidos con la causa que los genera, que en último término siempre supone alteraciones de la nutrición.

El tratamiento de la sífilis, por medio de inyecciones de salvarsán, mercurio y sus derivados, es denunciado por el iris como altamente perjudicial, pues a la primitiva impurificación de la sangre del enfermo, originada en sus malas digestiones crónicas, se agrega la intoxicación medicamentosa, que arruina el sistema nervioso, el hígado, riñones, bazo y corazón.

Se descubre en él mercurio depositado en el cerebro; también puede observarse el arsénico en forma de copos blanquecinos y la impurificación anterior muy agravada con inflamaciones y destrucciones generales.

Neo, mercurio, yoduros y demás medicamentos empleados para curar la sífilis, están sólo a borrar los signos exteriores del mal, paralizando las defensas orgánicas que el síntoma representa. Las impurezas de la sangre, que buscaban salida por la piel, debilitándose las defensas naturales por obra del veneno, se depositan más a fondo en el organismo y, en unión con los tóxicos inyectados, atacan a la vida misma de la célula nerviosa, produciendo la parálisis, la tabes y la locura.

Estos males, pues, que se atribuyen a la sífilis, generalmente son consecuencia del tratamiento medicamentoso ya consagrado, el que jamás puede beneficiar la vida orgánica, porque el mercurio y el arsénico son terriblemente destructores de ella, como lo reconocen numerosos facultativos, que tienen franqueza y valor para decirlo.

El iris, pues, nos revela que la sífilis es sólo una grave impurificación orgánica por efecto de crónicos desarreglos digestivos y deficientes eliminaciones por la piel, riñones, intestinos y pulmones.

La sangre, que es un producto de la digestión, no se altera por obra extraña al sujeto, como la intervención microbiana, sino por mal régimen alimenticio y deficientes eliminaciones, como lo revela la iridología.

Fundados en la demostración que el iris nos ofrece, bien podemos afirmar que la sífilis es un mito, una entidad convencional, que no corresponde a una realidad definida en su origen y naturaleza. Ella sólo puede existir apoyada en dos puntos fundamentales: *desarreglos digestivos graves y crónicos y deficientes eliminaciones.*

¿El tratamiento de inyecciones y drogas, consagrado por la medicina facultativa, está destinado a remover estos dos puntos de apoyo que hacen posible la existencia de la sífilis?

La tuberculosis es efecto de las malas digestiones crónicas y sólo es curable actuando sobre el vientre

Esta enfermedad que cada año extermina más vidas que una guerra, ha sido objeto de constantes y pacientes investigaciones por los sabios de laboratorio. Después de tanto esfuerzo gastado, para encontrar un remedio, la medicina facultativa ha llegado a la conclusión de que la tuberculosis es una de las enfermedades incurables.

Este concepto se explica porque la medicina en uso ignora el origen y naturaleza de la tuberculosis, erróneamente atribuida a la infección microbiana, cuando el iris la revela como efecto de crónicos y graves desarreglos digestivos, de una persona mal nutrida desde su infancia y con malos hábitos de vida.

En todos los tuberculosos que hemos observado por el iris, hemos comprobado que la zona afectada en estos enfermos, constantemente presenta un estado inflamatorio crónico y grave de las mucosas y tejidos de su estómago e intestinos. Su pulso, más o menos rápido, acusa también una fiebre interna, siempre mayor que la denunciada por el termómetro.

Como todo proceso inflamatorio supone un aumento de la temperatura normal de los tejidos afectados, tenemos que el estómago e intestinos de los referidos enfermos, mantienen constantemente un calor anormal, que degenera en fermentaciones pútridas, su diario proceso digestivo impide la nutrición del tuberculoso, intoxicando su sangre.

Estas fermentaciones malsanas, dando lugar a la formación de ácidos irritantes, son causa de inflamación, mayor o menor, de las paredes del estómago e intestinos y, cada vez más elevan la temperatura interna del vientre, haciendo crónico el estado de fiebre interior, característico de todo enfermo.

Los enfermos aludidos, pierden fuerzas cada día, bajando de peso y debilitándose progresivamente, porque sus alimentos al pudrirse en el intestino, lejos de nutrir, los intoxican.

Con una dieta de las llamadas fortificantes, a base de caldo y jugo de carne, leche, huevos, etc., se procura levantar las fuerzas del tuberculoso y con ella sólo se consigue debilitarlo más, porque en un estómago e intestinos afiebrados, los alimentos de fácil descomposición, como los productos de origen animal, se corrompen fácilmente, con lo que estos enfermos, repetimos, se desnutren e intoxican.

Hasta que consume su potencia vital, el tuberculoso así tratado, queda dentro de este círculo vicioso; su fiebre es causa de putrefacciones intestinales, y éstas, aumentando la fiebre, originan nuevas fermentaciones pútridas.

Como lo revela la Iridología, los tejidos pulmonares de los tísicos se degeneran por congestión crónica. En efecto, la fiebre gastro-intestinal de estos enfermos acelera su corazón, que de 70 llega a 140 y más pulsaciones por minuto. La excesiva frecuencia de la ola sanguínea repleta de sangre los tejidos pulmonares con lo que éstos se degeneran, por desnutrición e intoxicación.

Por otra parte, la plétora sanguínea en el pulmón reduce la capacidad respiratoria, imposibilitando progresivamente el funcionamiento de estos órganos.

Las lesiones pulmonares son poco frecuentes.

El microbio específico de esta enfermedad, vive y prospera en los pulmones afiebrados y cargados de materias orgánicas muertas, provenientes de putrefacciones intestinales, o introducidas con aire viciado, y no puede desarrollarse en pulmones donde circula sangre sana y aire puro.

En la tuberculosis, como en toda enfermedad el microbio necesita dos puntos de apoyo: terreno malsano y temperatura de fiebre. El terreno impuro necesario para la prosperidad de todo microbio se prepara y mantiene con las putrefacciones intestinales, y, éstas a su vez por la irritación e inflamación que originan en los tejidos que ocupan, producen la fiebre adecuada para la vida microbiana.

El intestino es, pues, el laboratorio de la tisis y tuberculosis, de aquí que estas dolencias sólo pueden curarse, restableciendo la normalidad digestiva del enfermo, la que, como se ha visto, a su vez depende de la calidad de los alimentos y de la temperatura interna del vientre.

Inyecciones, tónicos, drogas, vacunas, sueros y hasta operaciones quirúrgicas, que cada día se inventan contra la llamada peste blanca, han fracasado en su totalidad, y seguirán fracasando porque no se quiere ver que, como lo revela la iridología, la tisis y la tuberculosis se originan y mantienen por mala nutrición en general, y especialmente mala digestión crónica. Estas dolencias sólo son curables actuando sobre el vientre, siempre abrasado por la fiebre en estos enfermos.

Las enfermedades de la mujer se agravan con el tratamiento médico en uso

Catarros a la vejiga y órganos sexuales de la mujer; flores blancas, gonorrea o purgación; quistes y tumores; inflamación de los ovarios y del útero; desviaciones y caídas de éste, etc., todas estas anormalidades, cada día más generalizadas entre el bello sexo, como lo revela el iris, reconocen una sola causa: malas digestiones crónicas en general y estreñimiento en particular.

En esta figura tenemos un iris que presenta graves desarreglos digestivos, que afectan al cerebro y producen inflamaciones y congestiones en los órganos sexuales y urinarios.

Observando este dibujo es fácil constatar que las inflamaciones del vientre arrancan de la zona digestiva y están en combinación con los signos inflamatorios que afectan al cerebro, los que también nacen del área digestiva, la que, a su vez, se presenta afectada y como centro de las anormalidades de este iris.

Con este gráfico se explica el por qué es corriente en las mujeres, que sufren de las enfermedades propias de su sexo, las jaquecas, dolores y desvanecimientos de cabeza, pérdida de la memoria y de la vista: porque los desarreglos digestivos de que son víctimas, extienden sus efectos hacia la parte alta y baja del organismo.

Esto que siempre está a la vista mediante la observación del iris, erróneamente es comprendido por el facultativo, especializado en enfermedades de señoras. Para este profesional son los trastornos del útero o de los ovarios los que originan el malestar de los órganos de la cabeza.

La ignorancia sobre la causa que actúa en las enfermedades del bello sexo explica el porqué se pretende curar estos trastornos orgánicos, combatiendo el síntoma o manifestación externa del mal, sin ir a su origen. Así los catarros, flores blancas, purgación o gonorrea, flujos de sangre, etc., se procura hacerlos desaparecer con lavados cáusticos y astringentes; las desviaciones y caídas del útero se pretenden remediar con anillos, suspensores y procedimientos artificiales; los quistes y tumores se extirpan por la socorrida operación quirúrgica; los dolores se aplacan con calmantes y, así sucesivamente el facultativo va dando cuenta de las diversas manifestaciones del mal que actúa en el vientre de la enferma, dejando en pie la causa que lo origina y que siempre es revelada por el iris como fraguada en el aparato digestivo.

Como el organismo enfermo, dirigido por leyes inmutables, mediante el síntoma pone en acción sus defensas naturales, la tarea del facultativo que procura sofocar la manifestación defensiva del organismo, siempre es perjudicial y origina mayores males que los que se trata de reparar.

Si el cuerpo estreñido no descarga normalmente sus impurezas por el intestino, mediante el flujo vaginal se libra de la presencia de materias malsanas que hacen peligrar la salud de sus órganos más nobles. Se comprende entonces, que sofocar esta defensa orgánica, sin restablecer la función alteradora, es perjudicial y anticientífico.

Las operaciones quirúrgicas, extrayendo los ovarios, las trompas o la matriz, sin remover el origen del mal que ha producido la inflamación o tumor, sólo consiguen suprimir órganos afectados por una causa que continuará en acción. Las materias corrompidas que afectan los tejidos enfermos, no siendo eliminadas del cuerpo ni suprimidas su elaboración, buscan otro sitio donde depositarse y renovar ahí su acción irritante y destructora.

Estos casos se comprueban a diario: la señora A. S. de C., sufría de descenso del útero, el que, acumulando entre sus tejidos las substancias morbosas provenientes de crónicos desarreglos digestivos, constantemente se mantenía hinchado. Aumentando así el pecho de este órgano, lógicamente él salía de su sitio, produciendo nuevas perturbaciones orgánicas.

Después de prolongados e infructuosos tratamientos locales, el facultativo se resolvió a cortar el mal de raíz, procediendo a la extracción del útero mediante una operación quirúrgica que se realizó con feliz resultado, porque la enferma salió con vida de este trance.

Cuando la operada se creía ya libre de sus anteriores achaques, gracias a la maravillosa acción de la cirugía, mientras tomaba su café acompañada de su familia, fue víctima de un violento ataque cardíaco, que terminó con su existencia, a pesar de las inyecciones que oportunamente le aplicó el mismo facultativo que le había operado.

Aquí tenemos la comprobación de nuestras afirmaciones. Las materias tóxicas, producto de graves y prolongados desarreglos digestivos, eran depositadas en el útero y, una vez suprimido este depósito, las materias morbosas libremente circularon en la sangre, afectando el corazón, el que irritado en sus mucosas, y congestionadas sus paredes falló en el momento menos pensado.

Los medicamentos sin curar, siempre son perjudiciales

El mayor error de la medicina facultativa ha sido considerar las drogas como agentes curativos. Se ha pretendido que, mediante drogas, sueros y vacunas, se puede realizar el milagro de hacer desaparecer radicalmente enfermedades, sin que el enfermo tenga necesidad de cambiar su vida innatural, que es precisamente la causa de su estado anormal. Tan equivocado es esto, como la pretensión de mejorar una planta que sufre las consecuencias de la falta de aire, de sol y de humedad, mediante la acción de un remedio que obrase la mejoría sin apelar a los elementos indicados.

Sólo la naturaleza cura, mediante la normalización de la nutrición y eliminaciones, para obtener lo cual de nada sirven los medicamentos, ni las vacunas, ni las operaciones quirúrgicas, porque ellas requieren equilibrio térmico del cuerpo.

Grandes son, sin duda, los adelantos de la química y de los laboratorios bacteriológicos, en su afán de descubrir agentes artificiales destinados a librar al hombre de las miserias de la enfermedad. Pero grandes son también los fracasos que con esos recursos cada día se constatan, comprobándose cómo aumentan las enfermedades crónicas e incurables a medida que avanzan las drogas, sueros, vacunas e inyecciones. Por estos medios se suprimen epidemias destinadas a purificar las poblaciones y depurar a las razas, pero las consecuencias de estos agentes curativos es hacer más estrechos cada día los asilos de incapaces, las cárceles, hospitales y casas de orates, porque las enfermedades agudas, siempre de fácil curación, se transforman en males crónicos incurables por los medios mencionados.

Los adelantos de la medicina se reducen a presentar periódicamente al público descubrimientos que vengan a realizar lo que no consiguieron hacer los anteriores procedimientos, también anunciados como salvadores, pero fracasados. Desgraciadamente el éxito dura lo que demora ese público en darse cuenta de su ineficacia y peligro, en previsión de lo cual ya el laboratorio prepara el producto que ha de presentarse como la última palabra de la ciencia y que el enfermo pagará como el supremo esfuerzo del sabio para librarlo de sus males, siempre originados por su vida de errores y de vicios.

La palabra "incurable" es la última razón que el facultativo da para explicar el fracaso de sus procedimientos curativos en pugna con las leyes que rigen la salud y la vida del hombre.

El cáncer, por ejemplo, que para la medicina medicamentosa es incurable, en muchos casos lo cura la medicina natural. Es por eso que, contrariamente a lo que ocurre con los facultativos que andan a tientas en sus investigaciones y procedimientos, el que conoce y comprende la medicina natural, tiene la convicción absoluta de la eficacia de su sistema, y que con él se pueden curar todas las enfermedades, aunque no todos los enfermos, porque hay casos en que el organismo enfermo ha perdido todo poder de reacción, lo que es más frecuente cuando ha sido envenenado con drogas, inyecciones y vacunas, o ha sufrido mutilaciones quirúrgicas.

Es corriente creer que las medicinas no son venenos porque no siempre producen perturbaciones en el momento de tomarlas; sin embargo, su efecto malsano en todo caso lo soporta el organismo, que debe procurar su eliminación.

El iris, presentando degeneraciones en su coloración primitiva, acusa la impurificación orgánica causada por los medicamentos.

Muchas veces no es posible reconocer los tóxicos medicamentosos por el color del iris, pues generalmente se utilizan diferentes medicinas en el mismo individuo, las cuales obran unas sobre otras, dando lugar a substancias combinadas, que presentan caracteres inclasificables.

Como dice un conocido iridologista, los signos iridológicos medicamentosos constituyen la acusación perniciosa más elocuente para el organismo, lanzada contra la materia mineral inorgánica. Es lógico que así suceda, pues nuestro organismo es incapaz de verificar directamente la síntesis de la materia mineral. Solamente la célula vegetal tiene poder para efectuar esa síntesis, elevando la materia del reino mineral al reino orgánico; así como la función propia de la vida animal es elevar la materia vegetal organizada, al reino animal, convirtiéndola en tejido propio. Es decir, que el vegetal vive de la materia mineral y el animal de la vegetal, o sea, del mineral organizado.

Las acumulaciones de substancias medicamentosas en los diferentes órganos y tejidos del cuerpo humano, producen trastornos que muchas veces son confundidos con padecimientos crónicos del estómago, intestinos, enfermedades nerviosas, de las mucosas de la boca, etc.

El hierro, sodio, cal, fósforo, magnesio, etc., tal como se hallan contenidos y organizados en los frutos y vegetales, no dan lugar a señal ninguna en el iris, aunque se ingieran en grandes cantidades. Estos mismos elementos absorbidos en forma mineral inorgánica, muestran en el iris la señal de su enojosa presencia; así se confirma que con la misma facilidad que el organismo incorpora a sus tejidos los minerales organizados por el vegetal, se ve estorbado y perjudicado en su funcionamiento por los productos minerales inorgánicos, base de la casi totalidad de tónicos y drogas.

La aparición de señales medicamentosas en el iris depende de la cantidad ingerida y del poder eliminador del sujeto. Hay substancias como el hierro y la quinina que se notan al cabo de tres o cuatro meses, mientras el mercurio tarda años en mostrar su presencia en el iris.

Veamos algunos signos de medicamentos.

Mercurio. Este veneno tiene gran afinidad por la célula nerviosa y se concentra en el sistema cerebroespinal, paralizando la actividad nerviosa y siendo la causa de tabes, parálisis progresiva y demás trastornos nerviosos que la medicina facultativa erróneamente atribuye a la sífilis, palabra convencional que carece de personería.

En el iris, el mercurio se muestra como nubecilla de color blanco-gris, en la parte superior del disco iridal, afectando al cerebro con mareos, incapacidad intelectual, pérdida de la memoria y torpeza en los movimientos.

También el mercurio se presenta en la zona iridal correspondiente a la columna vertebral y en la periferia del iris. No hay que confundir este último signo con el *arco senil*, una corona blanquecina que rodea el disco iridal y que denuncia estado profundo de acidosis y degeneración orgánica, muy común en personas ancianas o prematuramente envejecidas.

Yodo. Aparece en forma de manchas amarillo-rojizas, ligeramente manifestadas, tanto que sus bordes se confunden con el color del iris. Este signo se parece al producido por la *sarna*, del cual se distingue en que en ésta, cada mancha tiene un límite bien claro. Además el color del yodo es más transparente que el que denuncia la sarna.

Arsénico. Éste se deja ver como copos de nieve próximos al área de la piel y aparatos respiratorios, de color más amarillento en los iris castaños que en los azules.

Este signo es confundible con el rosario linfático y con el que denuncia acumulación de substancias morbosas en el área de la piel.

Antipirina, fenacetina, etc. Decoloración amarillenta-blanquecina, de la corona simpática, de donde irradia generalmente al cerebro.

Morfina. Líneas finísimas casi blancas, en el borde pupilar, irradiando hacia arriba, en dirección al cerebro.

Bromuros. Su efecto se hace sentir en el sistema cerebro-espinal, deprimiendo la actividad y vitalidad nerviosa. De aquí que el signo de bromo aparece como un creciente blanco en el área del cerebro.

Estricnina. Líneas blanco-amarillentas, de aspecto filiforme en el área del estómago.

Plomo y zinc. Color metálico gris azulado en el área de la región gastro-intestinal, hígado y riñones.

Creosota. Como un velo fino blanquecino gris, extendiéndose sobre toda la superficie del iris.

Azufre. Manchas de color amarillo-verdoso.

Basta lo expuesto para comprender que los medicamentos, sin curar, en el organismo que actúan son causa de nuevas anormalidades, generalmente más rebeldes que el mal primitivo.

De manera que bien podemos afirmar que es preferible que el enfermo se abstenga de todo tratamiento y deje obrar a su naturaleza, antes que recurrir a las drogas, vacunas, sueros e inyecciones, que serían causa de nuevos desarreglos orgánicos, como lo revela la Iridología.

La cirugía es inadecuada para curar porque actúa sobre el efecto de la enfermedad, sin remover su causa

Es cosa ya consagrada por la medicina facultativa que la apendicitis se *cura* mediante la extracción del apéndice, porque así se suprimen dolores y otros síntomas.

Examinando el iris de los ojos de estos enfermos, siempre se comprueba un estado inflamatorio de su intestino con impurificación variable de la sangre y tejidos de su cuerpo, a consecuencia de las putrefacciones intestinales. Suprimiendo el apéndice, la parte más sensible del intestino grueso, se hace desaparecer el síntoma del desarreglo orgánico, pero queda en pie el proceso inflamatorio, el que no pudiéndose ya localizar en el apéndice extirpado, se propaga al ciego y, aun a todo el tubo digestivo. Agravando así el estado de fiebre interna, el vientre llega a ser el laboratorio de males diversos que erróneamente se atribuyen a otras causas, siendo que lo que actúa en los nuevos desarreglos es el mismo agente primitivo, la fiebre interna, que no se suprimió al extraer el apéndice como lo revela la Iridología.

Realizada la operación ya no tendremos más apendicitis, pero, en cambio, el sujeto irá sufriendo, paulatinamente, de diversos achaques que, también sofocados, terminarán definitivamente con su salud y su vida.

El caso que vamos a referir deja bien de manifiesto el fracaso de la cirugía como agente curativo y la ignorancia del origen de las enfermedades.

La señora R. T. de G., a principios de 1929 sufrió la amputación de su pierna derecha, después de dos intervenciones quirúrgicas que no consiguieron dominar una osteo-periostitis, localizada en el pie.

Al poco tiempo de operada esta enferma, se descubrió que el mal invadía su pierna izquierda, donde se procedió a hacer el raspaje del hueso. A pesar de haber transcurrido un año de atención médica, la paciente se encuentra postrada en cama con atroces dolores, que le impiden descansar y dormir, el muñón de la pierna extirpada se presenta hinchado y doloroso hasta la cadera y, la otra pierna mantiene abierta la herida del raspaje, por donde continuamente emana materia corrompida.

Después de numerosas consultas tenemos la última

palabra de la ciencia, manifestada en el siguiente acápite de la carta que el médico jefe del Hospital, envía a una hija de la enferma.

Dice así: "Como la enfermedad tomaba todo el tarso y extremidad de la tibia y el peroné, se resolvió la amputación de la pierna en el tercio medio. El diagnóstico clínico y radiológico fue 'de osteoperiostitis' y 'pan-artritis parciales', con destrucción de los huesos, sin *poder determinar la naturaleza de este proceso*. La reacción de Wassermann fue negativa. El tratamiento específico no dio ningún resultado, de suerte que no se puede pensar en un proceso específico, más bien podría pensarse en una tuberculosis."

Como ve el lector, para curar un pie se ha cortado la pierna y, como el proceso morboso continúa y se complica, se ha apelado al laboratorio para que éste dé su fallo acerca del origen del mal. No apareciendo nuevas luces por este lado, el facultativo termina afirmando que, "si no es posible pensar en un proceso sifilítico, más bien podría pensarse en una tuberculosis".

Después de razonamiento tan luminoso, bien puede apreciarse la obscuridad que envuelve a la medicina que para curar al vivo estudia el cadáver y, para descubrir las causas de los desarreglos orgánicos, apela al inconsciente juicio del laboratorio.

A fin de que el público pueda apreciar de qué lado está la verdadera ciencia, brevemente vamos a exponer nuestro punto de vista en el caso en cuestión.

Examinando el iris de esta enferma, se descubre en ella una profunda impurificación orgánica, por efecto de estreñimiento crónico. La falta de eliminación intestinal ha obligado a las defensas naturales del cuerpo afectado a depositar lejos las materias corrompidas que lo infestaban, y éstas han ido acumulándose en la extremidad de la pierna, cuyo pie anteriormente había sufrido una safadura y presentaba tejidos debilitados por prolongada inflamación.

Las referidas substancias corrosivas han inflamado y elevado la temperatura en la zona de su acumulación por intoxicación de las células, produciendo la muerte de los tejidos que las aislaban y originando la llamada "infección".

Este proceso ha ido desarrollándose y tomando cuerpo alimentado por la corriente de impurezas que, por deficiencia de las salidas naturales, se abrían paso a esta zona de expulsión; la amputación de la pierna desvió parte de las materias morbosas a la otra pierna y las que antes salían por la primera se depositaron más arriba produciendo los dolores de la cadera.

Con lo expuesto tenemos determinada la naturaleza del proceso morboso en cuestión, sin necesidad de averiguar cuál es el nombre técnico que le corresponde según la clasificación de la patología.

Establecido pues, el origen y proceso de la enfermedad del pie, queda indicado el camino de la curación natural: normalizar la digestión y activar las eliminaciones por la piel, riñones e intestinos. Además, se favorecerá la expulsión en la zona afectada, procurando descongestionar sus tejidos, a fin de hacer más activo el riego sanguíneo, que cada vez se hará más reconstituyente, a medida que se purifique con nutrición normal y activas eliminaciones.

Con los casos que acabamos de examinar es fácil que el lector se confirme en lo dicho: la cirugía no puede ser agente curativo porque actúa sobre el efecto de una causa que continúa en acción y que siempre está en el aparato digestivo en putrefacción.

Tratándose del cáncer, la medicina fucultativa afirma que en la cirugía tiene la "ciencia" el arma más formidable contra este terrible enemigo de la humanidad. Si el cáncer fuese sólo un mal local, mediante la extirpación del tumor, el enfermo podría verse libre de su mal; pero, como todo proceso morboso, en grado variable afecta toda economía orgánica, con la extirpación del proceso local sólo se suprime por poco tiempo la manifestación del mal, que no tardará en reproducirse.

Los casos de cáncer que se dice curados con la intervención quirúrgica, han sido procesos sobre los cuales ha recaído un diagnóstico erróneo o convencional.

Los éxitos de la cirugía están en el campo de los accidentes, pero jamás en el lecho del enfermo siempre debilitado por desnutrición e intoxicación que, en grado variable, es la característica de toda víctima de procesos morbosos crónicos.

Tenemos medicina de guerra en tiempo de paz

Entre nosotros se pretende hacer creer que el título de médico-cirujano es garantía de competencia general en el campo del arte de curar. Sin embargo, dicho título sólo significa que la persona que lo posee es técnico en "toxicología" y manejo del bisturí.

¿Qué beneficios puede el facultativo obtener de la cura por el agua, el aire o el sol, si le han enseñado que para sanar el enfermo es menester matar al microbio supuesto culpable de la enfermedad?

¿Para qué dar consejos de bien vivir, cuando la infección microbiana nos acecha más allá de nuestras cuidadosas previsiones?

Indudablemente, hay lógica en imponer el tóxico, inyectado o ingerido, como agente curativo, cuando la medicina se convierte en el arte de cazar microbios en el cuerpo humano. En este sentido es innegable su poder destructor.

No pretendemos combatir la medicina que practica la cirugía y usa tóxicos estimulantes o calmantes, en drogas, vacunas e inyecciones, pues toleramos sus servicios como un mal necesario para hacer menos dolorosos los horrores de las guerras, accidentes y cataclismos.

Los ejércitos expuestos a los accidentes propios de su misión, requieren los servicios del médico-cirujano que mediante el bisturí, procura reparar los destrozos ocasionados en su organismo sano por una causa extraña a él mismo. También los dolores de las heridas y el desfallecimiento causado por las hemorragias requieren rápidos auxilios que, como suprema necesidad puede prestar el tóxico calmante o estimulante. Se explica así que el Estado, que necesita profesionales para atender accidentados, los forme en sus escuelas.

Pero, estos procedimientos que el soldado sano y vigoroso puede soportar sin peligro inmediato de su vida, son inadecuados, peligrosos y hasta fatales, aplicados al enfermo de hospital que no posee un organismo accidentado sino debilitamiento por desnutrición e intoxicación en grado variable.

En efecto, en su hogar o en el hospital, el enfermo no necesita reparar accidentes sino, mediante el restablecimiento de la digestión, y la actividad de las eliminaciones, regenerar su organismo, víctima de propios errores de vida. De aquí el absurdo de pretender curar practicando la cirugía e introduciendo venenos en la sangre ya impura, de todo enfermo.

La Gran Guerra ha colocado a la medicina facultativa en condiciones privilegiadas, porque sus servicios fueron imprescindibles para los gobiernos. Sin embargo, para muchos desgraciados, a los horrores del campo de batalla con frecuencia se agregaban los procedimientos inhumanos del hospital de sangre, donde los heridos sufrían nuevas torturas y mutilaciones innecesarias.

Los métodos del hospital de sangre aplicados al

enfermo que agota su vida, víctima de graves desarreglos digestivos y deficientes eliminaciones de su piel, riñones e intestinos, están condenados a fracasar porque son inadecuados para remover la causa del desarreglo orgánico que caracteriza a la enfermedad, sin distinción de nombre.

Los errores de la medicina medicamentosa y quirúrgica son hijos legítimos de la vida innatural del hombre

La civilización, apartando al hombre de la vida sencilla, que ofrece la Naturaleza, cada día más, lo esclaviza a necesidades artificiales y dispendiosas, las que obligan al individuo a convertirse en máquina productora de dinero, con desmedro de su salud.

La moda en las costumbres, constantemente induce a error al hombre civilizado el que, dejándose guiar por ella, pierde la libertad de pensar por sí mismo.

Es preciso vivir como viven los demás, aunque para ello sea necesario rendir la salud y la vida a los caprichos de la sociedad, cuya tiranía impone, diariamente, a las familias, nuevos, innecesarios e interminables gastos y sacrificios de todo género.

Resultado del artificio en el concepto y práctica de la vida diaria, es que por todas partes cunde el malestar del alma y del cuerpo y la enfermedad se enseñorea de las poblaciones urbanas.

Para acumular dinero, el hombre arruina su salud y, en la esperanza de recobrar ésta de manos mercenarias, gasta su fortuna, creando así intereses que prosperan con su propia enfermedad.

En presencia de sus males el enfermo no se detiene a examinar los errores de vida que lo han sumido en la enfermedad para así lógicamente tomar nuevo rumbo, sino que procura burlar las sanciones impuestas por la Naturaleza con el dolor, a los trasgresores de sus leyes. Mediante tóxicos, calmantes o estimulantes o con intervenciones quirúrgicas, el individuo procura habilitar nuevamente su cuerpo para continuar por el camino de los errores, sin querer ver que a la Naturaleza sólo se le vence sometiéndose a sus leyes inmutables.

También la medicina que usa el tóxico y el bisturí vive y prospera a la sombra de tanto error y actuando sobre el síntoma y no sobre su causa, contribuye a mantener en permanente estado de enfermedad crónica a la gran mayoría de los habitantes de las ciudades.

Desgraciadamente, la ignorancia del público en cuanto a la salud se refiere, permite este estado de cosas que es aprovechado por elementos que encuentran apoyo en la prensa mundial, esa Gran Cortesana de los intereses creados, según la frase de Romain Rolland.

Tenemos, pues, que la medicina medicamentosa es hija legítima de nuestra defectuosa civilización y, como ella, ha equivocado el camino que conduce a la regeneración de los enfermos, siendo, por tanto, impotente para procurar el verdadera bienestar del hombre y favorecer el progreso de los pueblos.

APÉNDICE

Resumen de lo dicho

1. ¿Qué es el iris?

La membrana nerviosa que ocupa el centro del ojo y que está en constante acividad para regular la entrada de la luz a la retina, donde se reproducen las imágenes que el nervio óptico transmite al cerebro.

2. ¿Cómo se explica que en el iris se refleje el estado fisiológico del cuerpo?

Porque la sensible membrana nerviosa del iris está en conexión directa o indirecta con todo y cada parte del cuerpo y no permanece indiferente a las reacciones nerviosas que en el organismo siempre supone la enfermedad o el accidente.

3. ¿Por qué la Medicina Facultativa desdeña el diagnóstico por el iris?

Porque el iris acusa el error fundamental de atribuir las enfermedades a los microbios, los que no aparecen en el iris como causa de perturbación órgánica. Además el iris desmiente la existencia de enfermedades diversas, es decir, con causas diferentes entre sí, pues las distintas manifestaciones morbosas aparecen como efectos de una sola causa, siempre constituida por desarreglos digestivos y defectuosa actividad de la piel.

4. ¿Cómo se explica entonces la existencia de males tan diversos?

Los desarreglos en la nutrición en general y, especialmente en la digestión, cargan el organismo de materias malsanas que actúan en él afectando de preferencia uno u otro órgano del cuerpo, según la predisposición propia del individuo y su género de vida.

5. ¿Y los microbios?

Estos son agentes de vida y no de muerte. Las plantas incorporan por las raicillas las substancias de la tierra elaboradas por microorganismos. De la misma manera que los microbios del intestino transforman los alimentos en sangre.

6. ¿Por qué las infecciones no se revelan en el iris?

La presencia del microbio en el organismo no es revelada por el iris porque su acción no es causa de anormalidad orgánica, ya que la bacteria actúa cumpliendo las leyes naturales que defienden la vida, disgregando las materias orgánicas muertas para favorecer su eliminación del cuerpo en substancias simples.

7. ¿Si no hay enfermedades de naturaleza distinta entre sí, la sífilis es análoga al estreñimiento?

Sí, porque ambos males suponen impurificación de la sangre a causa de desarreglos digestivos crónicos y deficientes eliminaciones de la piel, riñones e intestinos.

8. ¿Pero, qué punto de contacto puede existir entre una parálisis general y una tuberculosis pulmonar?

Como lo revela el examen del iris, ambos estados reconocen también graves y prolongados desarreglos digestivos, de donde se desprenden las materias malsanas que suben hasta el cerebro o se depositan entre los tejidos pulmonares, según sea la predisposición del enfermo.

9. ¿Entonces, afecciones de los ojos, oídos o garganta, tienen análoga causa de las almorranas o una fístula del recto?

Exactamente, pues todas estas afecciones tienen su punto de partida en los desarreglos digestivos, de donde las materias ahí en fermentación pútrida suben a la cabeza, a través de los tejidos porosos del pecho y cuello, o descienden al bajo vientre, según sea la predisposición orgánica del individuo.

10. Según esto, ¿toda enfermedad tiene sus raíces en el intestino?

Ésta es la verdad, porque como lo revela la Iridología, los órganos digestivos constituyen la oficina donde se fraguan la salud y la vida del cuerpo; de aquí que no exista enfermo con buena digestión ni persona sana con mala digestión.

11. ¿Y por qué se altera el proceso digestivo?

Por calor anormal, derivado de la irritación y congestión de las mucosas y paredes del estómago e intestinos. Esta congestión que eleva la temperatura interna del cuerpo y, en grado variable, enfría su piel y extremidades, es consecuencia del esfuerzo anormal que exige la elaboración de alimentos inadecuados.

12. Entonces ¿la temperatura interna del cuerpo no es siempre la misma?

En estado de salud sí, pero todo enfermo en grado variable, sufre la fiebre interna que, como decimos, la alimentación innatural, exigiendo un esfuerzo digestivo, eleva la temperatura en las paredes del estómago e intestinos, favoreciendo así las putrefacciones que desnutren e intoxican al organismo y rebajan su potencia vital.

13. Según el iris, ¿qué valor tienen las teorías de la alopatía?

El iris acusa los errores de la medicina medicamentosa desde el concepto de enfermedad que la inspira, diagnóstico que la guía, procedimientos curativos que practica y hasta los resultados obtenidos.

14. ¿Cómo se explica entonces que los Estados enseñen y protejan esta medicina?

Porque sus servicios son necesarios en las guerras y accidentes. En efecto, la cirugía es apropiada para reparar accidentes que destrozan el cuerpo, y los tóxicos, calmantes o estimulantes para auxiliar provisoriamente a los heridos o accidentados.

15. ¿Según esto la medicina medicamentosa y quirúrgica es adecuada para accidentados, pero no para enfermos?

Exactamente porque, por lo común, el accidentado es un individuo sano que no sufre las consecuencias de una causa extraña a su cuerpo, mientras que el enfermo es víctima de desarreglos propios de su organismo, siempre debilitado en grado variable, por desnutrición e intoxicación.

16. ¿Entonces los enfermos no se curan con drogas u operaciones?

Jamás podrá desaparecer verdaderamente el desarreglo orgánico, característico del estado de enfermo, mediante vacunas, drogas o inyecciones, pues por estos medios sólo se consigue sofocar los síntomas del mal, siempre defensas orgánicas, el que así pasa al estado crónico. Las intervenciones quirúrgicas tampoco pueden curar porque mediante ellas se extraen órganos o tejidos enfermos, precisamente porque no se han sabido restablecer a su estado normal.

17. ¿Existe en todos los países el monopolio del arte de curar para los titulados de la Facultad de Medicina?

Además de otros países menos importantes, tenemos que en Inglaterra, Estados Unidos y Alemania, existe completa libertad para que cada cual busque el sistema curativo que más le agrade y de manos de la persona que le inspire mayor confianza.

Según un reciente informe oficial de la Legación de Chile en Berlín, de 62.000 personas que practican la medicina en Alemania, 17,000 carecen de todo título y ejercen libremente amparados por las leyes del país que tiene menor mortalidad del mundo. Agrega el referido informe que todo el privilegio que da el título de médico-cirujano, se reduce a poder emplear tóxicos y practicar operaciones quirúrgicas.

18. ¿Puede la Medicina Natural curar todas las enfermedades sin drogas ni cirugía?

La verdadera y racional curación de todo enfermo sólo se puede obtener por medio de la medicina natural que procura la regeneración orgánica, mediante el restablecimiento de las funciones esenciales de la vida: nutrición y eliminación. Con ella se curan todas las enfermedades pero no todos los enfermos. Precisamente los más rebeldes a la curación son los individuos cuyo organismo ha sufrido mutilaciones o ha sido intoxicado con medicamentos, vacunas, sueros o inyecciones, pues en estos casos, las defensas naturales están deprimidas o anuladas por los tóxicos.

19. ¿Existen enfermedades incurables?

Para la medicina que dispone sólo de veneno y bisturí, toda enfermedad es incurable, ya que a la vida no se la puede auxiliar con elementos mortíferos. Con estos medios sólo se consigue convertir en crónicos los males agudos y las enfermedades crónicas se enmascaran hasta que se agotan las fuerzas del enfermo, que así se condena a muerte dolorosa y prematura.

20. ¿Pero se asegura que el cáncer es curable mediante el radio, la cirugía y los Rayos X?

La lógica nos dice que para remover un efecto es menester quitar la causa que lo produce. Si el cáncer se produjera por falta de radio, cirugía o Rayos X, naturalmente, la aplicación de estos elementos haría desaparecer la afección. Pero el examen del iris nos revela que en el canceroso existe una gravísima impurificación orgánica por efecto de crónicos desarreglos digestivos y deficientes eliminaciones de su piel, riñones e intestinos. Se comprende entonces que el único medio adecuado para curar al conceroso está en normalizar su nutrición estomacal, pulmonar y cutánea, con lo que se formará sangre pura y, además activar sus eliminaciones generales para expulsar del cuerpo lo morboso.

Es preciso que se sepa que el radio es un agente destructor de la vida orgánica, de manera que lejos de curar el cáncer, este elemento lo produce, destruyendo la vida celular.

Lo mismo que la cirugía y demás expedientes puestos en práctica está destinado sólo a combatir el síntoma de este mal, destruyendo el tumor, que es defensa orgánica, para ilusionar al enfermo con una curación que no existe.

21. ¿Es cierto que para curar la sífilis es imprescindible el empleo de las inyecciones de mercurio, neo, bismuto y yoduros?

La sífilis es revelada por el iris en forma análoga al cáncer, tuberculosis, gonorrea crónica, gangrena, diabetes y demás procesos de profunda impurificación orgánica. Salvo detalles, en los ojos de estos enfermos se descubre siempre gran impurificación de la sangre y tejidos, como efecto de crónicos y graves desarreglos digestivos y deficientes eliminaciones de su piel, riñones e intestinos. La vitalidad de estos enfermos, en grado variable, siempre está muy disminuida por desnutrición e intoxicación, de modo que el tratamiento medicamentoso, lejos de remover estos inconvenientes los agrava, introduciendo en el organismo ya intoxicado por putrefacciones intestinales, venenos exterminadores de la vida celular, como el arsénico, mercurio, yodo, bismuto, potasio, etc.

22. ¿Cómo se explica, entonces, que la medicina facultativa utilice estos mortíferos elementos como agentes curativos?

Porque lastimosamente se confunde el síntoma, que es defensa orgánica, con la enfermedad misma que siempre constituye desarreglo funcional del organismo, a base de mala nutrición y defectuosas eliminaciones. Según esto se comprende que la sífilis es un mal de naturaleza análoga a cualquier otro de carácter crónico, pues estos males suponen siempre grave impurificación orgánica, cuyo origen en todo caso es el mismo, desarreglos variables en las funciones de nutrición y eliminación.

Confundir el síntoma, que es obra defensiva de la naturaleza, con la enfermedad, siempre caracterizada por desarreglo orgánico, como efecto de vida innatural es desconocer el hecho de que, estando nuestro organismo regido por las leyes inmutables, constantemente actúa en su propia defensa y beneficio. Así pues, erupciones, llagas, supuraciones, chancros y toda actividad de la piel y de las mucosas, en sí son benéficas porque denuncian defensa orgánica y sofocar estos síntomas, sin remover la causa que las origina, es enmascarar el mal que nuevamente se presentará bajo otros aspectos.

Siendo el origen del síntoma un desarreglo funcional del organismo por la vida innatural, el remedio sólo está en abandonar la vida innatural, procurando restablecer la normalidad de las funciones de nutrición y eliminación.

23. De manera que para combatir las enfermedades de trascendencia social, ¿son inadecuados los policlínicos donde se trata a los enfermos con inyecciones, vacunas, lavados uretrales, etc.?

Con estos procedimientos, repetimos, sólo se combaten los síntomas del mal, el que se agrava con la acción de los medicamentos que, aumentando la impurificación de la sangre y tejidos orgánicos, prepara los procesos destructivos que generan males mayores, erróneamente clasificados como nuevas y distintas enfermedades por la medicina facultativa.

Si una gonorrea es sofocada con lavados astringentes o medicamentos cáusticos, el facultativo proclamara el éxito de su curación; pero, andando el tiempo, el mal mismo, que lo constituían graves desarreglos digestivos y deficientes eliminaciones de la piel, riñones e intestinos, seguirá su curso, afectando los órganos nobles del cuerpo enfermo, dando lugar a tuberculosis, diabetes, afecciones cardíacas o nerviosas. Una muerte prematura del antiguo cliente gonorreico, ¿se podrá atribuir a la obra del facultativo que curó (?) la gonorrea, sofocando el flujo corrompido, proceso supurante que descargaba de inmundicias al cuerpo enfermo?

Aun cuando no puedo dudar de las buenas intenciones de los que practican estos procedimientos curativos, apoyado en mi experiencia y observaciones, puedo asegurar que en las enfermedades sexuales el tratamiento abortivo consagrado, resulta peor que la misma enfermedad.

Abortos, nacidos muertos, niños raquíticos y degenerados, gran mortalidad infantil, a mi juicio son las consecuencias de la lucha contra las enfermedades venéreas, por medio de tóxicos exterminadores de la vida orgánica.

24. Entonces, ¿cuál sería la solución del problema de nuestra alta morbilidad y mortalidad?

Enseñar al niño, al joven y al obrero a nutrirse sanamente y a desintoxicarse frecuentemente, mediante reacciones de la piel o transpiraciones con adecuadas aplicaciones de agua o aire frío, vapor o sol, com lo explico en mi obra *La Medicina Natural al alcance de todos.*

Es necesario que la gente se convenza de que la

salud es el resultado de nuestros propios actos de cada día y que este tesoro debe ser administrado por el propio interesado, pues de nada sirven intervenciones extrañas para realizar las funciones básicas de la vida, nutrición y eliminación.

25. ¿En qué forma se constatan en el iris las curaciones naturales?

Normalizando la digestión y activando las eliminaciones de las materias malsanas se regulariza la composición y circulación de la sangre, con lo que se vitalizan los tejidos del cuerpo y se levanta la potencia vital, único agente de curación verdadera, en todo caso. Todo esto se revela en el iris, cuyo color y tejidos se normalizan a medida que avanza la curación, que es nutrición y purificación.

Índice

TERCERA PARTE

APÉNDICE

Esta obra se terminó de imprimir
en marzo de 2007, en los Talleres de

IREMA, S.A. de C.V.
Oculistas No. 43, Col. Sifón
09400, Iztapalapa, D.F.